カラダが変わる たのしい おうちヨガプログラム

サントーシマ香 著

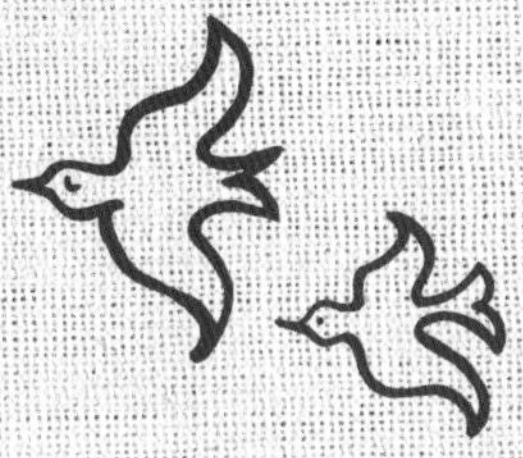

高橋書店

心と体に効くヨガをおうちで楽しみましょう！

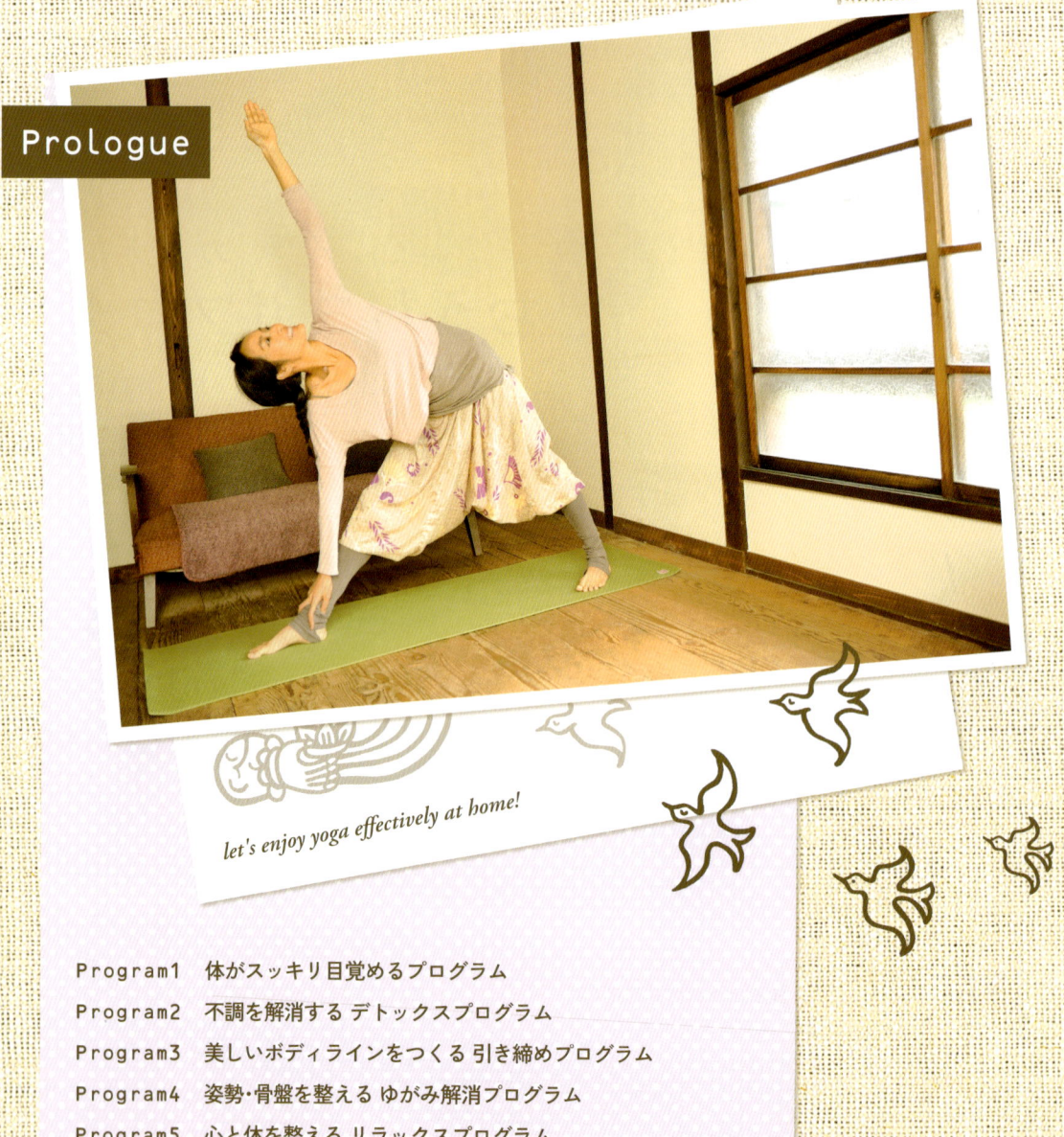

Prologue

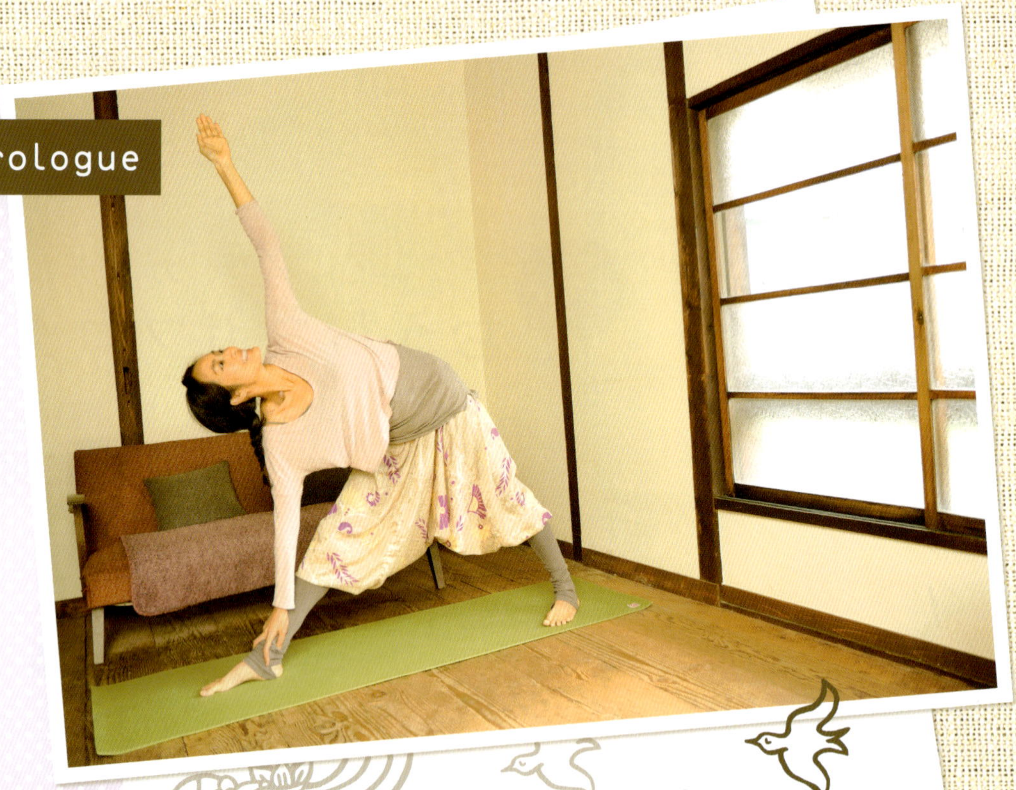

let's enjoy yoga effectively at home!

Program1　体がスッキリ目覚めるプログラム

Program2　不調を解消する デトックスプログラム

Program3　美しいボディラインをつくる 引き締めプログラム

Program4　姿勢・骨盤を整える ゆがみ解消プログラム

Program5　心と体を整える リラックスプログラム

「人生の目的は幸せになることです」とは、ダライ・ラマ14世の言葉。
私たちの究極の願いは「幸せでありたい」という一点に集約されており、
そのために、日々の仕事やお金のことを考えたり、パートナーを選んだり、
きれいになろうとしたりするのではないでしょうか。

人生に「幸せ」をもたらす方法のひとつがヨガです。
心と体がすこやかだと、幸せを感じやすくなります。
ヨガの魅力は、心身を整えながら“幸せ感度の高い状態”へと
自分を導けることにあります。

ヨガは、他者と比べたり競ったりするものではありません。
無理にポーズをとろうと、体をいじめ苦しむものでもありません。
シンプルな呼吸と体の動きを通して、気もちよいという感覚を大切に、
ありのままの自分を感じながら、心と体をていねいに手入れするものです。

いま世界中でヨガが人気を集めているのも、
この忙しい時代に、ヨガのもたらすシンプルな心地よさを求める人が
増えているからかもしれません。

ヨガに興味があるけれど、スタジオに通うことが難しい方のために、
この本では、ポーズの行い方や意識したい筋肉の部位、
ヨガで大切な呼吸を上手に行うコツなど
自宅でも、気軽にはじめの一歩を踏み出していただける工夫を
たくさん盛り込みました。

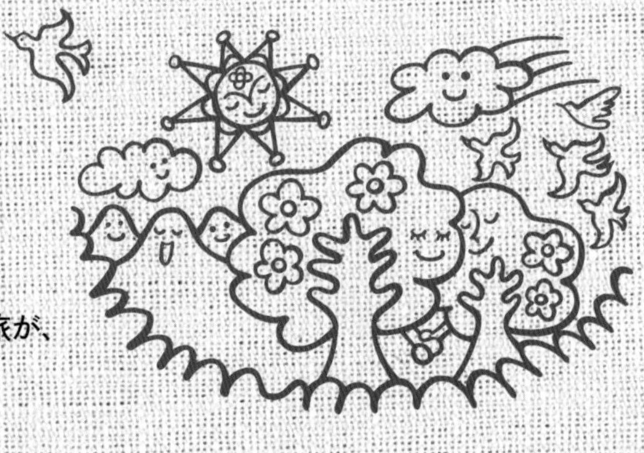

体が硬くても、太っていても、忙しくてもOK。
「やってみたい！」と思ったそのときが、
ヨガを始めるベストなタイミングなのです。

この本を手に取っていただいたみなさんのヨガの旅が、
充実した楽しいものになりますように。

ヨガをすると

ヨガで心身のメンテナンスを

ヨガとは古代インドから伝わる心身の調整法です。ヨガ（Yoga）の語源であるサンスクリット語の「Yuj（ユジュ）」は、もともと「結びつける」という意味。ヨガでは、まず自分自身の心と体を結びつけ、それを宇宙と結びつけることで、あらゆるものとの調和をめざしています。

本来、私たちの体には、つねに調和のとれた健康体でいるためのシステムがそなわっています。心や体が不健康になるのは、その調和が乱れてしまうから。とくに自然と切り離された生活で、無理を重ねがちな現代人は心と体のバランスを崩しやすいのです。

そこで、ヨガが役立ちます。森林浴やサーフィンなど、自然に触れながら体を動かすと、不思議と心や体が軽くなったという経験のある人も多いでしょう。それは自然のなかで体の機能が目覚め、本来の調和が取り戻されたから。

同じように、ヨガをすると本来の調和のとれた状態に近づきます。わざわざ自然のなかに出かけなくても、家にいながら行える気軽さも魅力。顔を洗ったり歯を磨いたりするように、ヨガを日々の生活に取り入れ、心身のメンテナンスに役立てましょう。

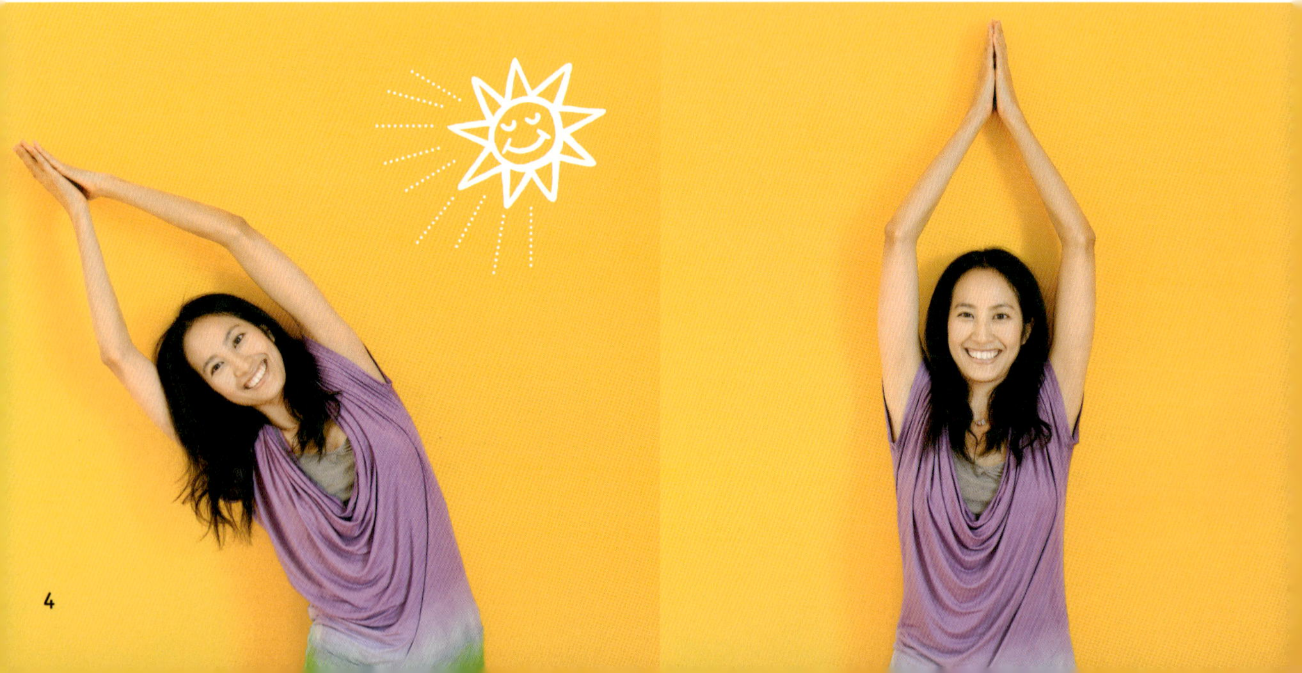

心と体のバランスがとれた健康美に！

顔つきが変わる！

ヨガを続けるうちに、生き生きとした顔つきに。血行がよくなり、体内の毒素が排泄《はいせつ》されやすくなるので、みずみずしい美肌にも。生命力たっぷりのエネルギーを放つ、魅力的な美人になれます。

体つきが変わる！

心身の調和がとれると、太りすぎの人は余分な肉がなくなり、逆にやせすぎの人は適正な体重に近づきます。気になる部位別に引き締めることも可能。ヨガを続けるうちに、自然と理想的な体のラインが手に入ります。

生き方が変わる！

ヨガをすると心が穏やかになり、メンタル面の不調が解消。また、ヨガを通して自分の体や心と向き合う時間をもつことで、自分らしい生き方ができるように。

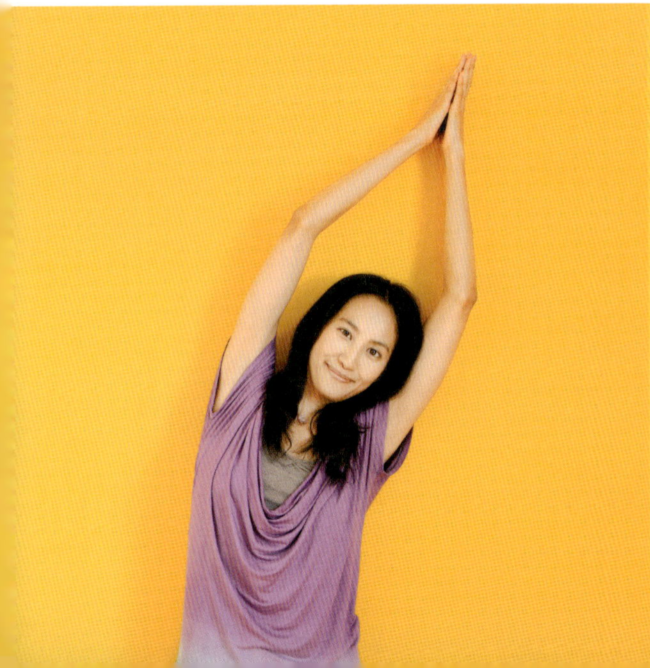

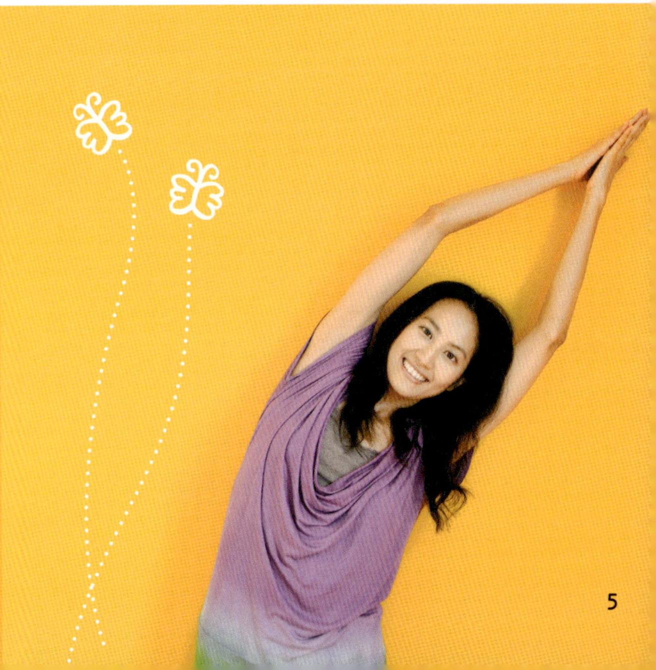

本書のヨガはココが

ひとりでも！ 効かせどころがひと目でわかる

ヨガ初心者に多いのが、「正しいポーズができているか自信がない」
「どこに効いているのかわからない……」という声。
しかし、そんなストレスを抱える必要はありません！
本書ではポーズの目的に応じて意識すべき部位を、
透過イラストを使って具体的に紹介。
「どこを伸ばせばどう効くか」「どこを意識すれば効果的か」がひと目でわかるから、
はじめての人でも正しいポーズをとれます。

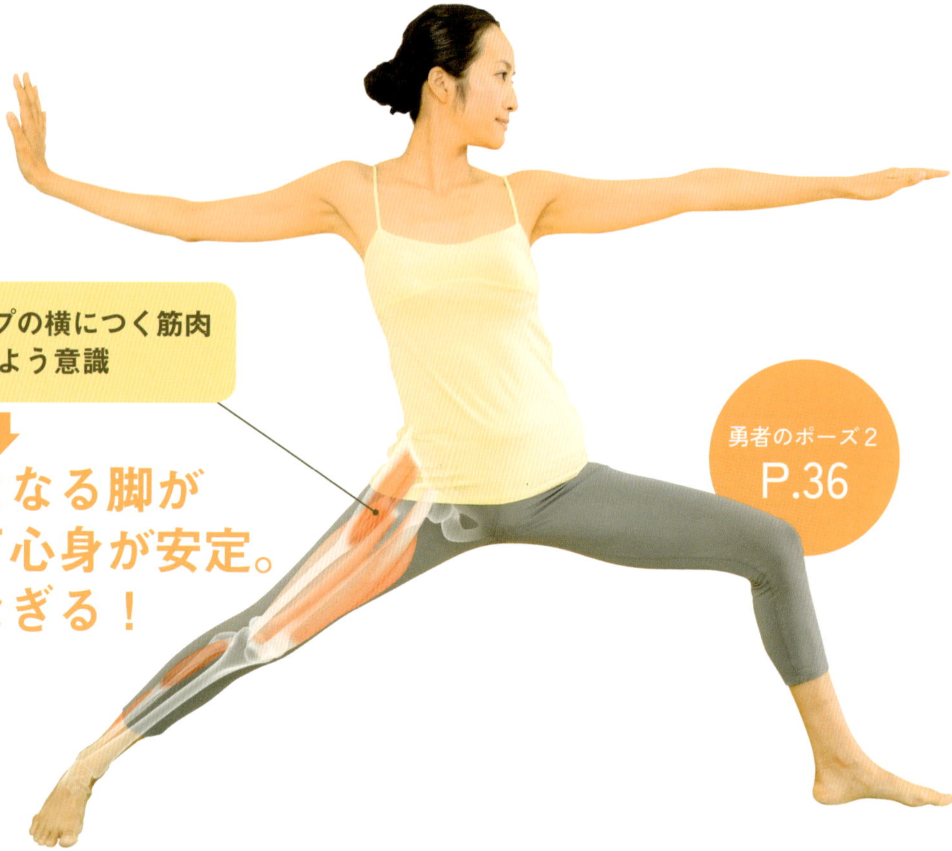

ココを意識!

太ももからヒップの横につく筋肉がしっかり働くよう意識

↓

体の土台となる脚が強化されて心身が安定。自信もみなぎる！

勇者のポーズ2
P.36

スゴイ!

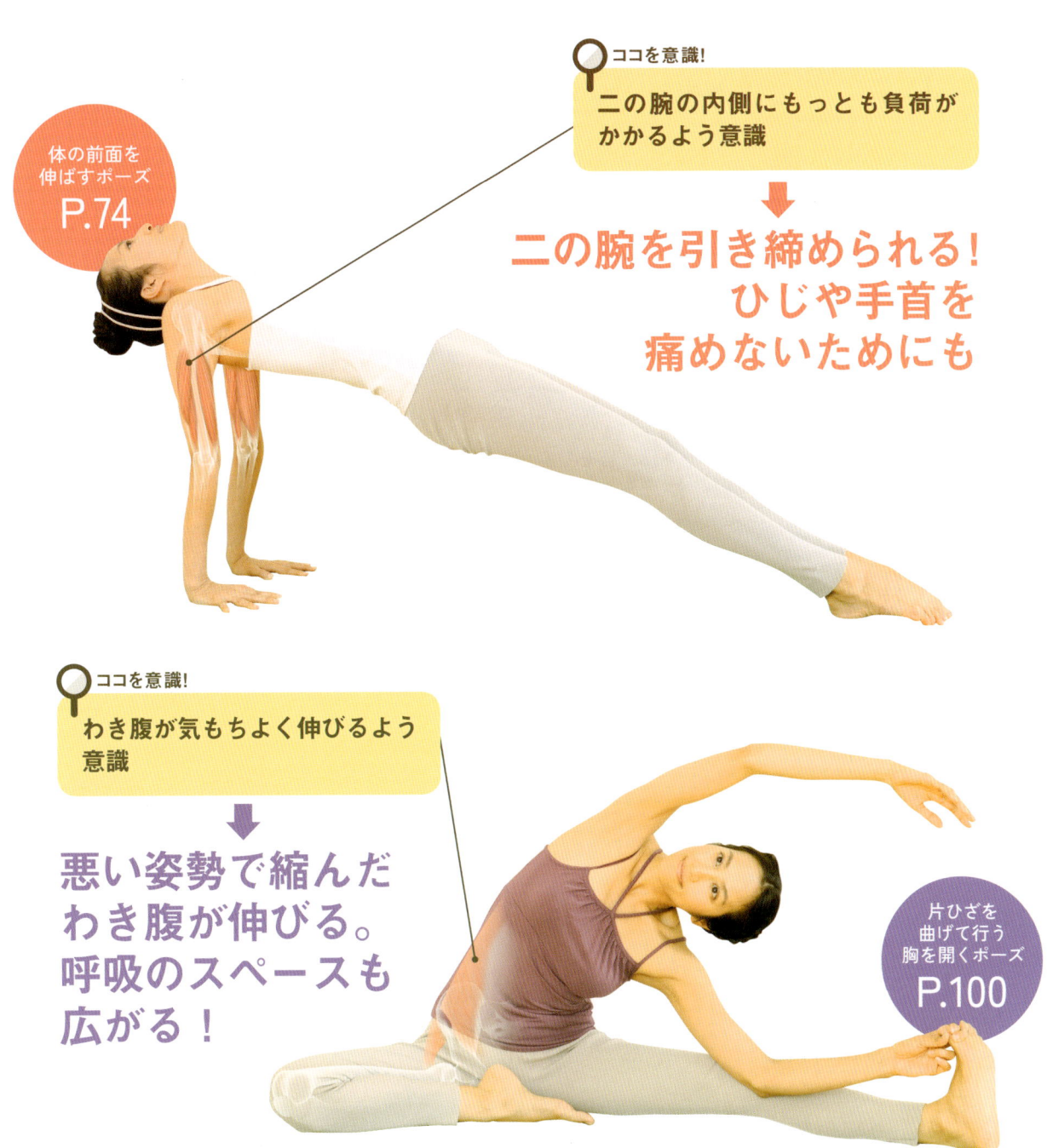

体の前面を
伸ばすポーズ
P.74

ココを意識!

二の腕の内側にもっとも負荷がかかるよう意識

二の腕を引き締められる!
ひじや手首を
痛めないためにも

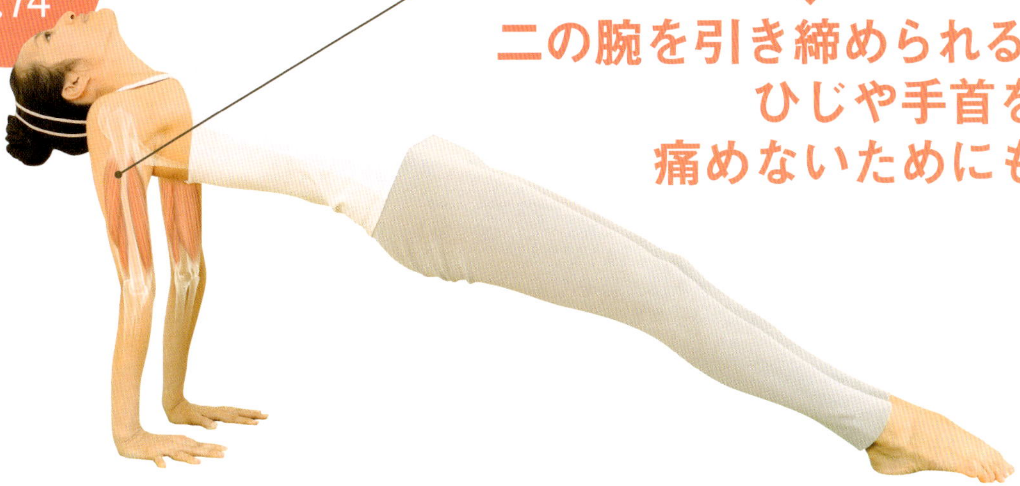

ココを意識!

わき腹が気もちよく伸びるよう意識

悪い姿勢で縮んだ
わき腹が伸びる。
呼吸のスペースも
広がる!

片ひざを
曲げて行う
胸を開くポーズ
P.100

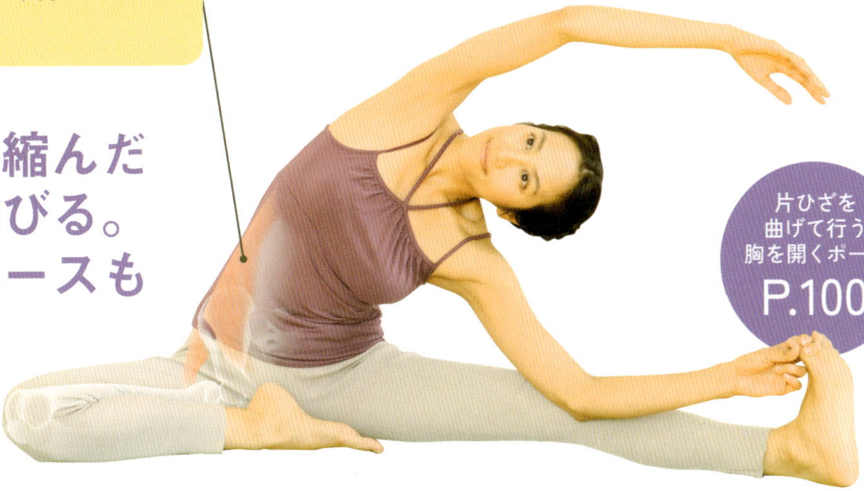

本書のヨガはココがスゴイ！

ひとりでも！ おうちで上手にできる

「ヨガスタジオで先生から直接教わらないと、本当の効果は得られないのでは？」
と思っていませんか。本書ではそんな心配を解消するために
ひとりでもポーズが決まりやすいよう、壁を利用する形にアレンジしたり
ＮＧポイントと対比してコツをわかりやすく示したりと、
自宅でひとりでも、正しくできる工夫を豊富に盛り込みました。
負荷を弱めたやり方も紹介しているので、体に自信のない人も安心して行えます。

壁を使うから正しくできる

**正しい位置がわかりにくいポーズは、壁をサポート役として活用！
ひとりで行うときに、正確にポーズをとりやすくなります。**

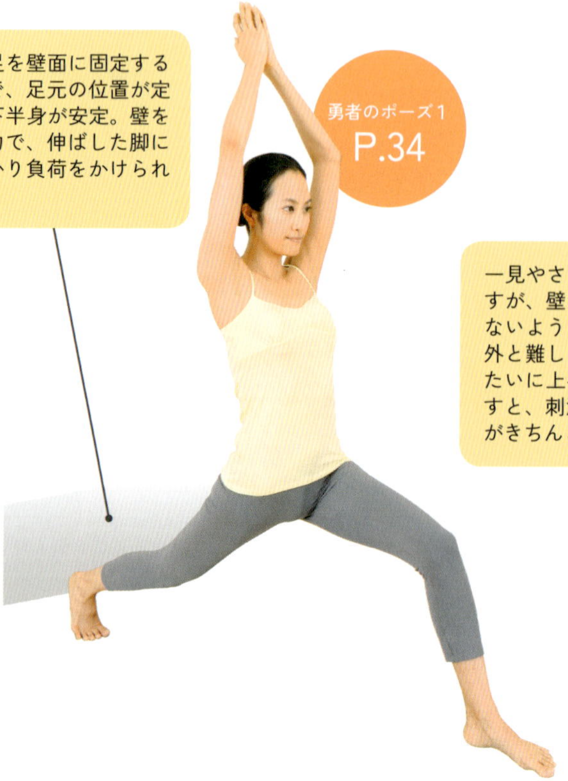

後ろ足を壁面に固定することで、足元の位置が定まり下半身が安定。壁を押す力で、伸ばした脚にしっかり負荷をかけられます！

勇者のポーズ１
P.34

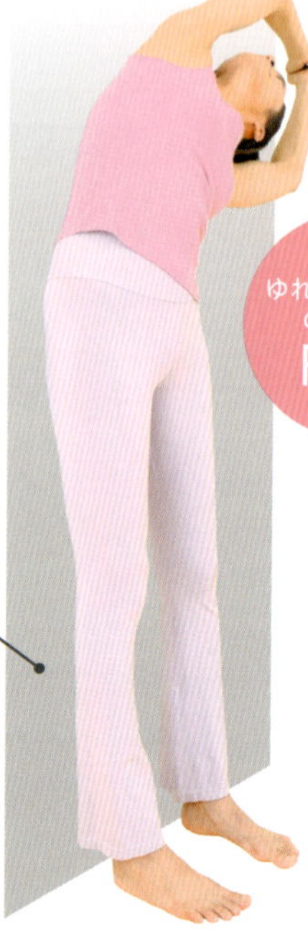

一見やさしそうな動きですが、壁から背中が離れないように意識すると意外と難しいポーズ。壁づたいに上半身を真横に倒すと、刺激したいわき腹がきちんと伸びます。

ゆれるヤシの木のポーズ
P.80

NGポイントがわかりやすい

馬のポーズ
P.50

NG姿勢と比較すると違いが一目瞭然！
初心者がとってしまいがちな姿勢を正せます。

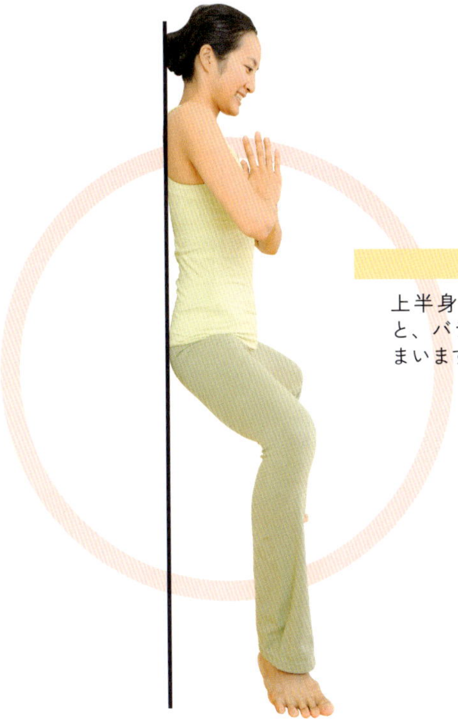

上半身が壁から離れると、バランスが崩れてしまいます。

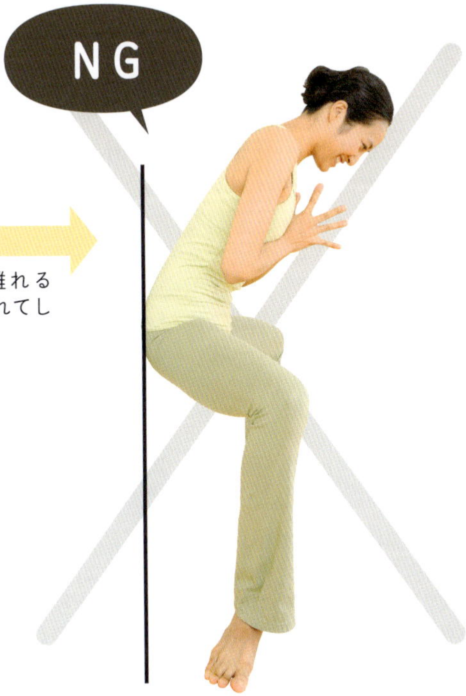

無理なくラクに始められる

船のポーズ
P.72

完成ポーズがつらいときに無理は禁物！
負荷を弱めた方法なら安心して行えます。

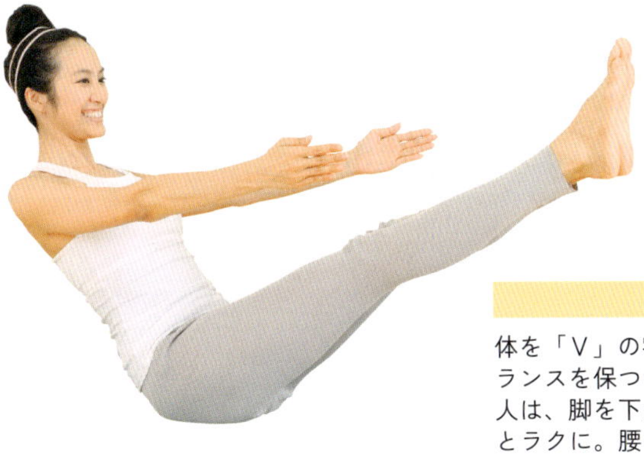

体を「V」の字にしてバランスを保つのが難しい人は、脚を下から支えるとラクに。腰への負担も減ります。

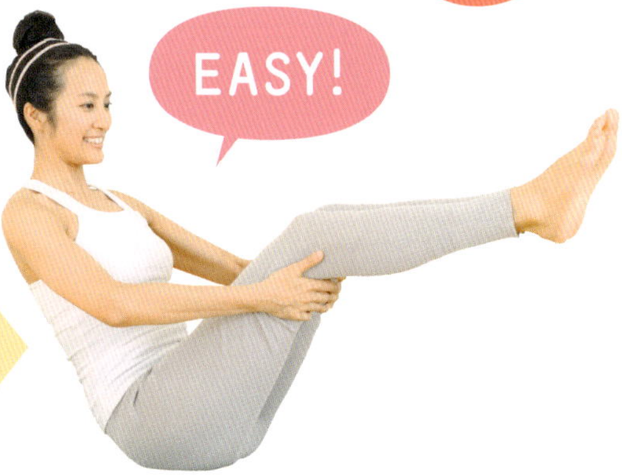

ひとりでも！ レッスン気分が味わえる

本書で紹介するプログラムは、ヨガスタジオでのレッスンに近づくよう工夫しています。
たとえばヨガの先生がよく口にするのが、ポーズに込められた「イメージ」の説明。
的確なイメージを抱きながらヨガを行うことで、ポーズの効果が高まったり
奥深いヨガの世界観が味わえたりするものです。
本書ではひとりで行うときもそれを実現するために、イメージをイラスト入りで解説。
また、各ポーズのあいだに「つなぎのポーズ」をはさむことで
レッスンさながらの「余韻」や「間」を味わえるプログラムにまとめました。
レッスン気分を味わいながら、ヨガの効果を深めていきましょう。

レッスンで教わる「イメージ」がイラスト入りでわかる

**ポーズを象徴する動物のしぐさや自然界にあるモチーフなど、
文章で示すだけではつかみにくい抽象的なイメージも
本書ではイラスト入りで解説しているから、ひと目でわかります。
身体的な効果に加え、精神的な充足感も得られやすく
ほかのエクササイズとはひと味違う、ヨガの醍醐味を味わえます。**

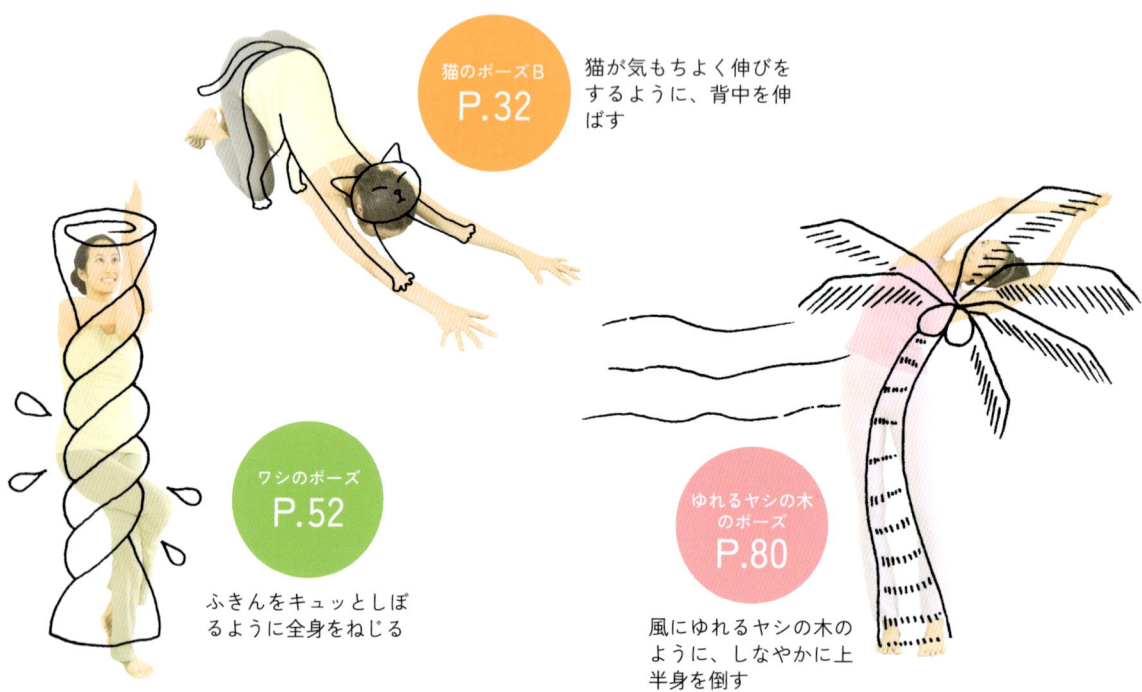

猫のポーズB P.32

猫が気もちよく伸びをするように、背中を伸ばす

ワシのポーズ P.52

ふきんをキュッとしぼるように全身をねじる

ゆれるヤシの木のポーズ P.80

風にゆれるヤシの木のように、しなやかに上半身を倒す

「つなぎのポーズ」でレッスンさながらの完成度に！

ヨガのポーズは、次から次へと行ってもあまり効果が期待できません。
そのためヨガスタジオでは、ポーズとポーズの間をつなぐ動きをはさみ
前のポーズの余韻を味わいながら心身を落ち着かせたり
次のポーズの準備体操となる動きで体勢を整えたりします。
ヨガの完成度をグッと高めてくれる「つなぎのポーズ」で
クラスさながらの内容に取り組めます。

下向きの犬の
ポーズから……

P.48

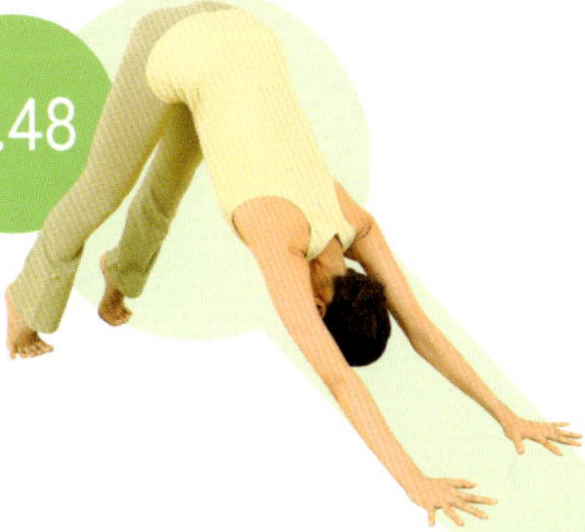

つなぎのポーズ

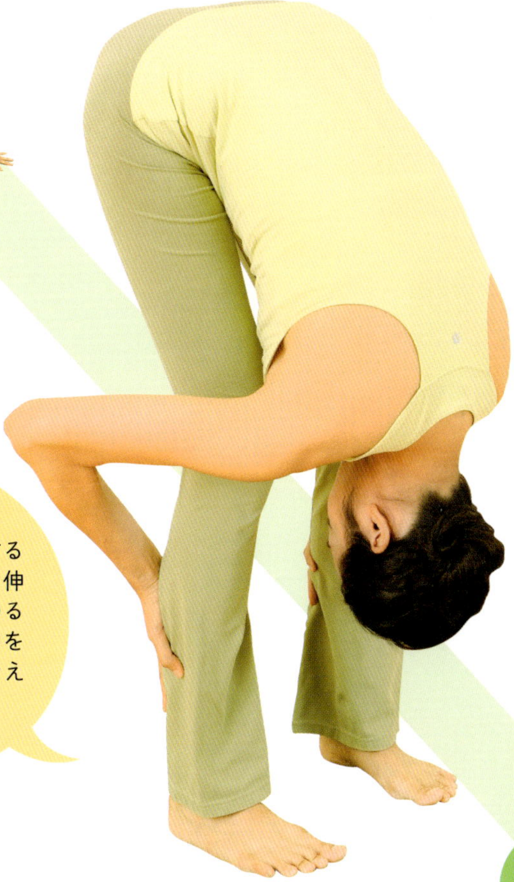

上半身の力を抜いて前屈することで、「犬のポーズ」で伸ばした背中や脚の背面をゆるめます。次の、下半身の力を使う「馬のポーズ」にそなえる意味合いも。

馬のポーズへ

P.50

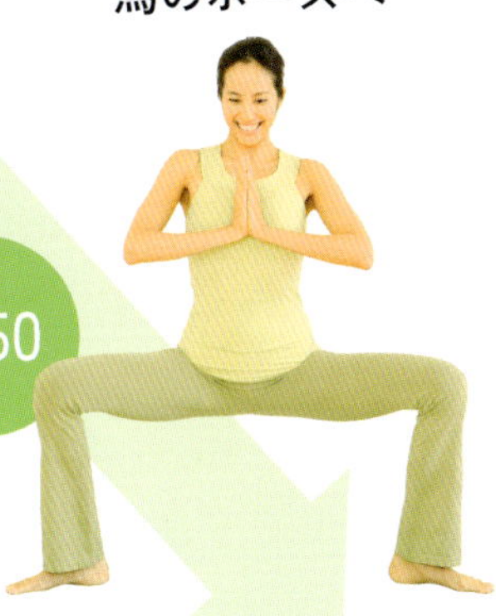

CONTENTS

Prologue

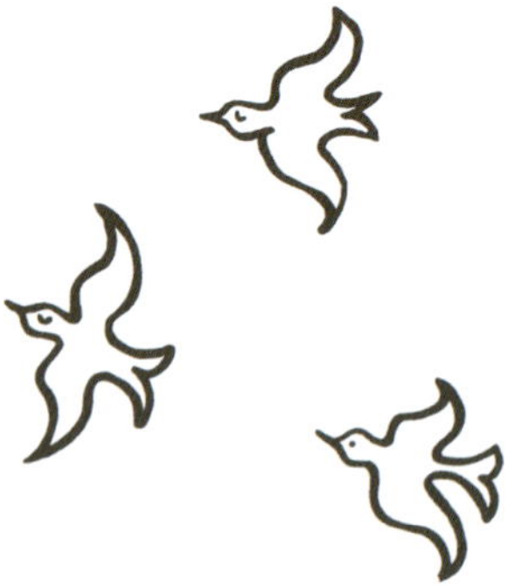

ヨガを始める前に

Program 1 体がスッキリ目覚めるプログラム

Program 2 不調を解消する デトックスプログラム

Program 3 美しいボディラインをつくる 引き締めプログラム

Program 4 姿勢・骨盤を整える ゆがみ解消プログラム

Program 5 心と体を整える リラックスプログラム

Yoga Column

STAFF

ブックデザイン	AD：渡邊民人、D：小林麻実（TYPEFACE）
ＣＧ制作	（株）BACKBONEWORKS
イラスト	各ポーズ「IMAGE」のイラスト・坂木浩子（ぽるか） P.2～15、章扉、Yoga Column のイラスト・小林千絵子
撮　影	橋詰かずえ
ヘア＆メイク	青木舞子
校　正	（株）ぷれす
書籍編集協力	友成響子（羊カンパニー）
DVD 制作	（株）フラッグ
プロデューサー	福島直樹
ディレクター	大瀧満美子

衣装協力

プラヴィダ青山店 [☎ 03-6821-3503　http://www.rakuten.co.jp/puravida/]
P.20 ～ 27 のトップス、Program1 のレギンス、Program2 のパンツ、Program3 のトップス、Program4 の上下

東京ヨガウェア2.0 [☎ 03-3760-9129　http://www.tokyo-yogawear.jp/]
Program1 のトップス

かぐれ表参道店 [☎ 03-5414-5737　http://www.kagure.jp/]
P.20 ～ 27、Program3、5 のレギンス

※上記以外は私物

撮影協力

オハナスマイル ヨガスタジオ [☎ 03-3760-9129　http://www.ohanasmile.jp/]
keats house

おうちヨガに役立つ！

本書の使い方

ポーズのイメージをイラストで

イラスト入りの解説で、ヨガ特有の世界観がイメージしやすくなります。ポーズのイメージづくりに役立てましょう。

とりがちなNGの姿勢

ちょっとした体の向きや位置の違いで、ポーズの効果は半減します。初心者がとってしまいがちな姿勢と注意点を解説しています。

ポーズ名とその効用

各プログラムのテーマに沿った効用と、ポーズ名を紹介。目的意識をしっかりもって行うと効果もアップします。

DVDマーク

このマークがあるポーズは、DVDでも動きを紹介しています。

ポーズによって得られるさまざまな効果がわかる

各プログラムの目的に沿う効果と、それ以外に望める効果にわけて紹介。そのポーズを行うメリットを知り、心身の健康づくりに役立てましょう。

呼吸マーク

呼吸のタイミングを「吸う」「吐く」のマークで示しています。[自然に呼吸]のときは、自分のペースで続けましょう。

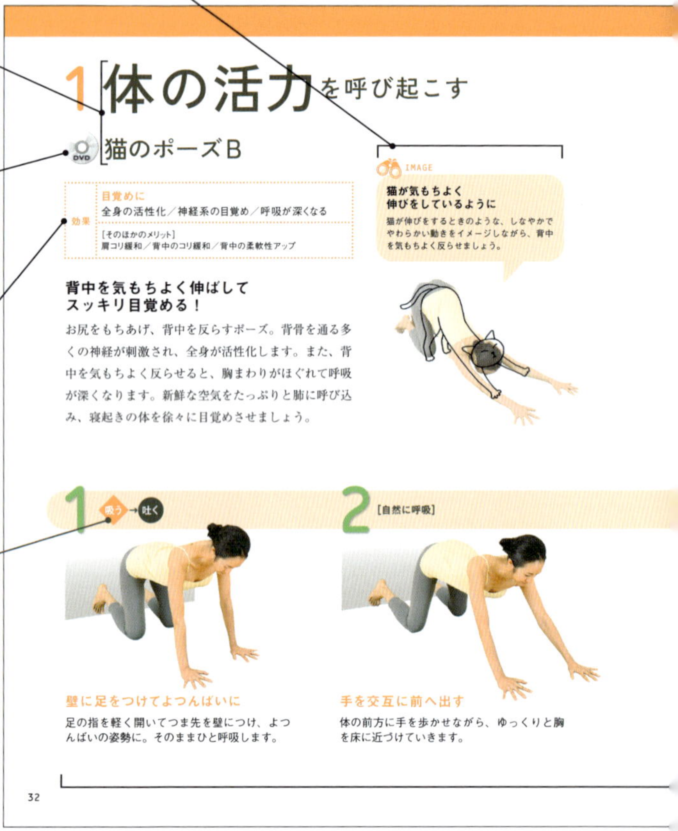

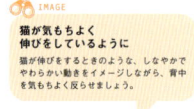

1 体の活力を呼び起こす

DVD 猫のポーズB

効果 目覚めに
全身の活性化／神経系の目覚め／呼吸が深くなる
[そのほかのメリット]
肩コリ緩和／背中のコリ緩和／背中の柔軟性アップ

IMAGE
猫が気もちよく伸びをしているように
猫が伸びをするときのような、しなやかでやわらかい動きをイメージしながら、背中を気もちよく反らせましょう。

背中を気もちよく伸ばしてスッキリ目覚める！
お尻をもちあげ、背中を反らすポーズ。背骨を通る多くの神経が刺激され、全身が活性化します。また、背中を気もちよく反らせると、胸まわりがほぐれて呼吸が深くなります。新鮮な空気をたっぷりと肺に呼び込み、寝起きの体を徐々に目覚めさせましょう。

1 吸う→吐く
壁に足をつけてよつんばいに
足の指を軽く開いてつま先を壁につけ、よつんばいの姿勢に。そのままひと呼吸します。

2 [自然に呼吸]
手を交互に前へ出す
体の前方に手を歩かせながら、ゆっくりと胸を床に近づけていきます。

32

お断り

- 「ココを意識！」で取りあげている部位は、各プログラムの目的に沿って、もっとも意識するといい箇所を紹介しています。それ以外の部位でも、ポーズを行うことによって刺激を受ける場合があります。また、同じポーズを行っても、効果を感じる部位には個人差があります。
- 呼吸の回数はおおよその目安を紹介しています。呼吸の長さには個人差がありますので、自分が心地よく感じるよう調整してください。
- ポーズの途中でつらさや痛みを感じたら、中断してください。逆に気もちよく感じるときは、長くキープしたり、くり返したりするといいでしょう。

プログラムについて

本書では目的別に構成した５つのプログラムを紹介しています。

朝スッキリ目覚めたい！	▶	Program1 体がスッキリ目覚めるプログラムがおすすめ
肩コリがつらい…、脚がむくむ…	▶	Program2 不調を解消する デトックスプログラムがおすすめ
たるんだ体を引き締めたい！	▶	Program3 美しいボディラインをつくる 引き締めプログラムがおすすめ
骨盤のゆがみが気になる…	▶	Program4 姿勢・骨盤を整える ゆがみ解消プログラムがおすすめ
ゆったりした気分になりたい	▶	Program5 心と体を整える リラックスプログラムがおすすめ

各プログラムの長さは10～15分程度。その日の目的や気分に合わせて選びましょう。忙しいときや気もちがのらないときは、やりたいポーズだけを選んで行ってもＯＫ。異なるプログラムから好きなポーズをピックアップしたり、目的に合う１ポーズだけを抜き出したり。好みやライフスタイルに合わせて、取り組んでみてください。

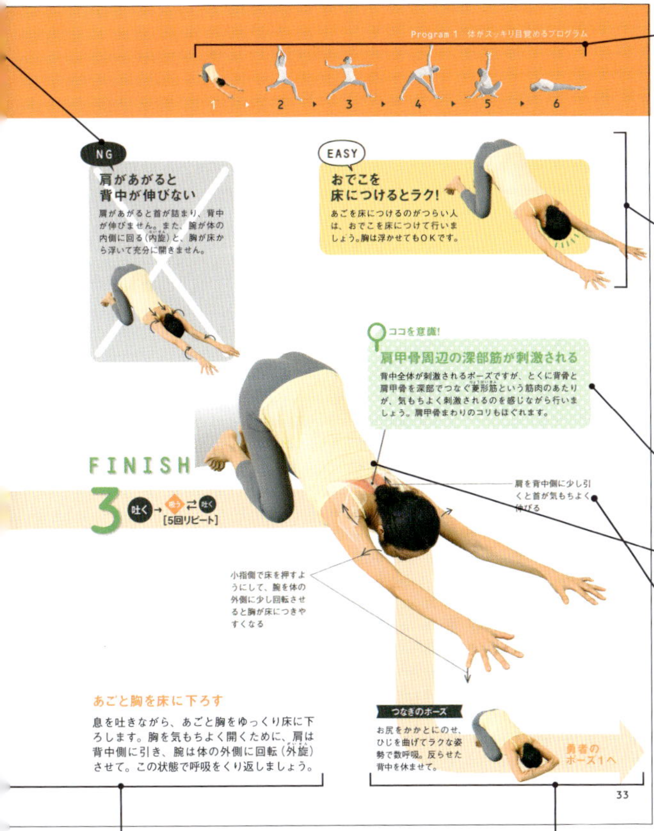

Program 1　体がスッキリ目覚めるプログラム

1 ▸ 2 ▸ 3 ▸ 4 ▸ 5 ▸ 6

NG

肩があがると
背中が伸びない

肩があがると首が詰まり、背中が伸びません。また、腕が体の内側に回る（内旋《ないせん》）と、胸が床から浮いて充分に開きません。

EASY

おでこを
床につけるとラク！

あごを床につけるのがつらい人は、おでこを床につけて行いましょう。胸は浮かせてもＯＫです。

ココを意識！

肩甲骨周辺の深部筋が刺激される

背中全体が刺激されるポーズですが、とくに背骨と肩甲骨を深部でつなぐ菱形筋《りょうけいきん》という筋肉のあたりが、気もちよく刺激されるのを感じながら行いましょう。肩甲骨まわりのコリもほぐれます。

FINISH

3 吐く → 吸う ⇄ 吐く
[5回リピート]

肩を背中側に少し引くと首が気もちよく伸びる

小指側で床を押すようにして、腕を体の外側に少し回転させると胸が床につきやすくなる

あごと胸を床に下ろす

息を吐きながら、あごと胸をゆっくり床に下ろします。胸を気もちよく開くために、肩は背中側に引き、腕は体の外側に回転（外旋《がいせん》）させて。この状態で呼吸をくり返しましょう。

つなぎのポーズ

お尻をかかとにのせ、ひじを曲げてラクな姿勢で数呼吸。反らせた背中を休ませて。

勇者のポーズ1へ

33

プログラムの順序が把握できる

各プログラムは６つのポーズから構成されています。いま行っているポーズが何番目かは、ここを見ればわかります。

つらい人のためのかんたんバージョン

つらいポーズを無理して行うと逆効果。完成ポーズができないときは、無理せず負荷を弱めたかんたんな方法から試しましょう。

ポーズの完成時に意識すべき部位

ポーズの目的に応じて意識するといい部位を、透過イラストを使って紹介。解説も合わせて読むと理解が深まり、より効果的に行えます。

３ステップでポーズが完成

本書で紹介するヨガは、基本的に３ステップで完成。わかりやすく、覚えやすいので、初心者でも気軽に取り組めます。

ヨガの完成度を高めるつなぎのポーズ

次のポーズへとつなぐためのポーズを紹介。これをポーズとポーズの間にはさむことで、ヨガの効果がいっそう深まります。

ポーズのコツをくわしく解説

より効果をあげるための、ちょっとした動きのコツを解説。安全に行うためにも大切なポイントなので、見逃さずにチェック！

おうちヨガ
に
役立つ!

付録DVDの使い方

付録のDVDでは、本書で紹介する「ヨガを始める前に」とProgram1〜5のすべてを、動画でわかりやすく紹介しています。細かい動きなどはこちらを参考にしながら、おうちヨガを楽しみましょう。

DVDの操作方法

1 DVDをプレイヤーに挿入すると自動的にオープニング映像が始まり、そのあとで次のメインメニュー画面が表示されます。

2 方向キーを見たいところに合わせると、その部分の色が変わります。そこで決定ボタンを押すと、次のサブメニュー画面に移動します。

3 サブメニュー内で見たい項目に方向キーを合わせると、色が変わり、決定ボタンを押すと映像が始まります。

4 すべての映像を通して見たい場合は、メインメニューの「全部見る」を、各プログラムを通して見たい場合は、サブメニューの「Program ○を全部見る」を、それぞれ選択してください。

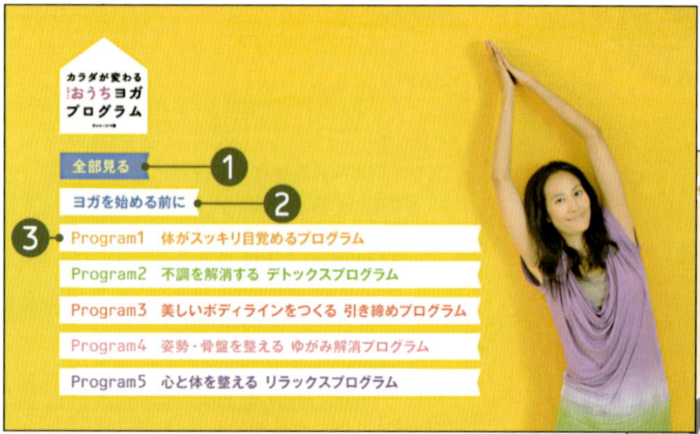

メインメニュー画面

❶ すべての映像を見られます
❷ 基本の呼吸法、基本の座り方、基本の立ち方、ウオーミングアップ、クールダウンが見られます
❸ サブメニュー画面に移動します

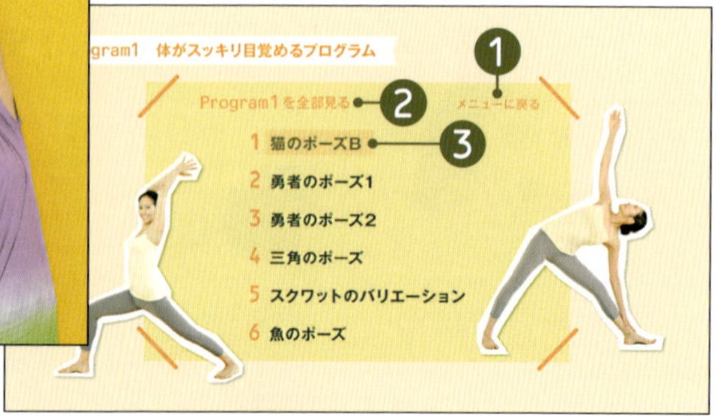

サブメニュー画面

❶ メインメニュー画面に戻ります
❷ プログラムを通して見られます
❸ ポーズのみ見られます

お断り DVDで紹介しているポーズのなかには、本書内で紹介しているポーズと、左右の順序などが異なるものもあります。

DVD使用上の注意

●この製品はDVDビデオです。ご使用の際は、DVD対応プレイヤーで再生してください　●DVD再生時の事故や故障の責任は負いません　●本書・DVDに収録されたものの一部、または全部について、権利者に無断で（有償・無償問わず）複写・複製・改変・転売・放送・インターネットによる配信・上映・レンタルすることは法律で固く禁じられています　※図書館の方へ　付属のディスクの貸出しは不可とし、閲覧は館内に限らせていただいております

ヨガを始める前に

事前に知っておきたい基本ルールや基本の姿勢、呼吸法などを解説。
ヨガから得られるさまざまな効果を高められるので、
まずはここをチェックしましょう。

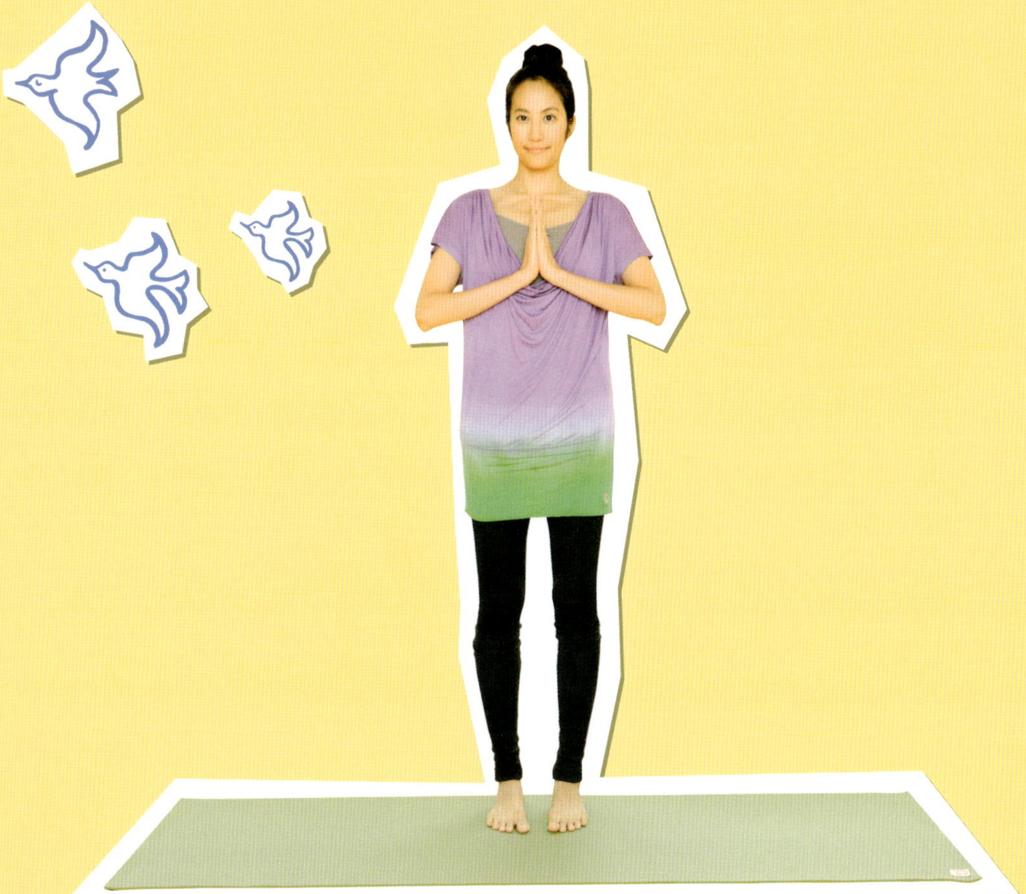

まずはココをチェック

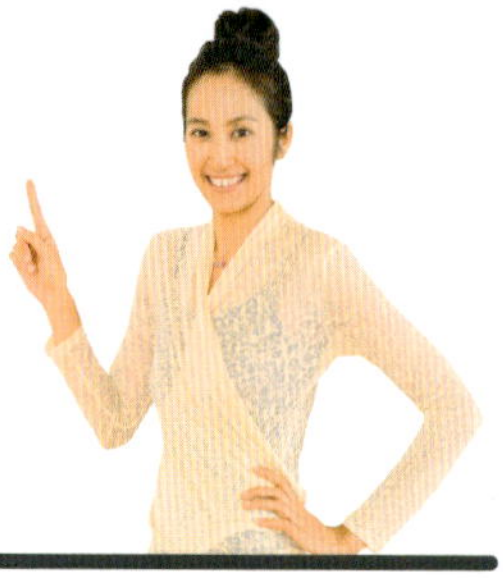

**プログラムを始める前には、こんなことを確認して。
注意点や準備のコツを知っておきましょう。**

1 体のコンディションをチェック！

多少のだるさや疲れはヨガを行うことで解消することもありますが、発熱時や風邪をひいたときなど、体調がすぐれないときは、練習をお休みしましょう。体に鋭い痛みがあるときや出血時なども避けてください（生理時についてはP.28を参照）。下記の症状がある人も、主治医と相談のうえ行ってください。

また、ヨガには内臓に働きかけるポーズも多く、食後2時間程度の満腹時には気もちよく行えません。できるだけ空腹のときに行うのがおすすめ。もっとも空腹になりやすい起床直後が、ヨガに最適な時間帯といえます。

こんな人は医師と相談を！

- 妊娠中または産後間もない人
- 心臓疾患、糖尿病、高血圧、てんかん、ヘルニアがある人
- ケガの治療中や回復間もない人
- そのほか治療中の持病がある人

2 部屋の環境をチェック！

本書では、壁を補助的に使うポーズも紹介しているので、家具などを置いていない壁面を確保しましょう。あとは手脚を伸ばせるスペースさえあればＯＫ。

それ以外の空間もできるだけ物は少なく、清潔に保たれている状態が望ましいでしょう。照明は明るすぎない、間接照明やキャンドルなどのやわらかい光が理想的。また、集中力のさまたげになるテレビやラジオ、アップテンポな音楽は切っておきましょう。携帯電話はマナーモードにするか、電源を切ってください。

3 服装をチェック！

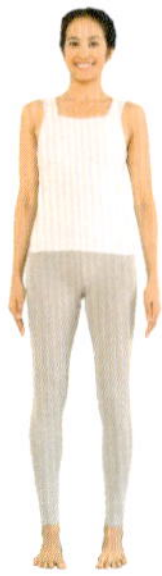

体を締めつけず、動きやすい服装なら何でもＯＫです。季節に応じて、寒すぎず暑すぎず、着ていて自分が心地よく感じられるものを選んで。オーガニックコットンやバンブー（竹）繊維など、着心地のよさを追求した天然素材のウエアがいろいろ登場しているので、好みのものを見つけましょう。

4 道具をチェック！

ヨガの練習時にあると便利な道具を紹介！

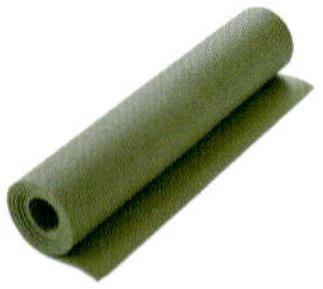

ヨガマット／新たに入手するなら、薄すぎず適度な厚みのあるものを。本書で紹介する初心者向けのポーズは、ヨガマットの代わりに大きめのバスタオルを敷いても行えます。また、畳の部屋があれば、マットを敷かなくても大丈夫です。

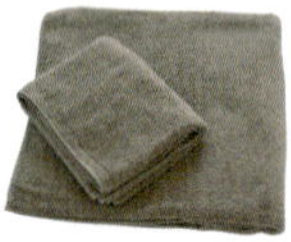

タオル／体の硬さやくせで浮いてしまう部分にはさみ、安定させるために用います。バスタオルやスポーツタオルなど、家庭にあるものを準備して。

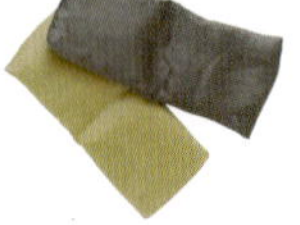

アイピロー／ポーズを終えたあと、クールダウン時に目の上にのせると、リラックスを促すために効果的。本書ではP.107のクールダウンのポーズで使用しています。

こんな道具も！

ヨガ教室で見かけるヨガグッズ

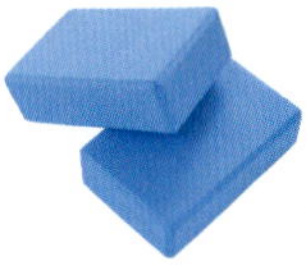

ヨガブロック／手が床に届かないときの距離を埋めたり、体の下に敷いてリラクセーションに用いたり、さまざまなシーンで活躍。

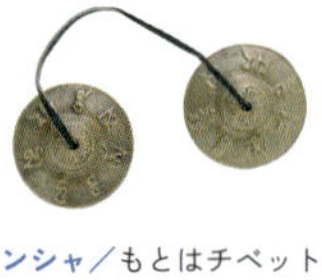

ティンシャ／もとはチベット仏教の僧侶が使う仏具で、2つのベルを合わせて鳴らす音が、空間を浄化すると言われています。ヨガの前後や、瞑想時に最適。

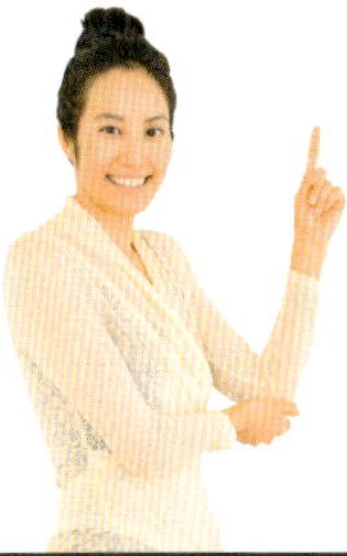

基本の呼吸法

DVD

**まずはヨガの基本となる腹式呼吸をマスター。
本書で紹介しているポーズは、基本的にこの呼吸法で行いましょう。**

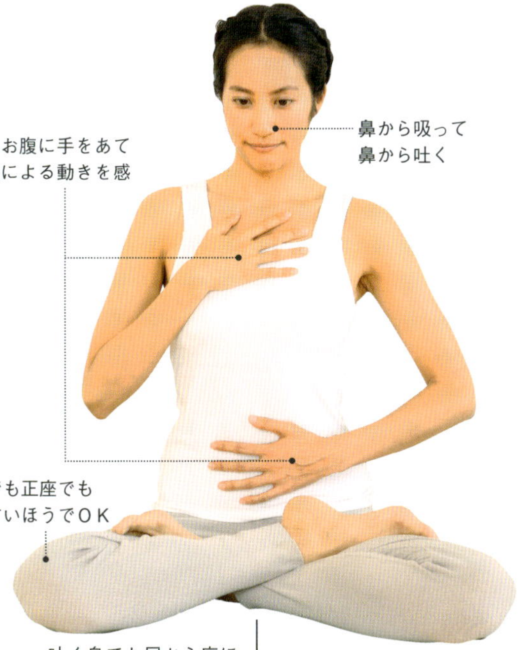
吸う息で背骨が
伸びるイメージ
鼻から吸って
鼻から吐く
胸とお腹に手をあて
呼吸による動きを感じて
あぐらでも正座でも
やりやすいほうでOK
吐く息でお尻から床に
根っこが生えるイメージ

option

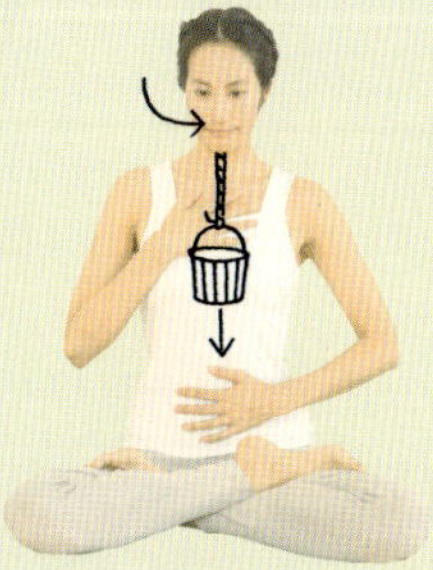

小さなバケツを往復させるイメージで行っても

ヨガの呼吸には、吸う息で心身を浄化し、吐く息でストレスなど心身の悪いものを吐き出す目的もあります。小さなバケツを思い浮かべ、吸う息でバケツを下ろし、吐く息で悪いものをくみあげて外に捨てるイメージで行いましょう。

上手な呼吸のコツ

- **鼻からゆっくり吸って鼻から吐く、腹式呼吸が基本。**
- 胸とお腹に手をあて、その動きを感じながら行います。空気を吸うとまず肺が大きく広がり、それに押されて横隔膜《おうかくまく》が下がり、さらに横隔膜に押されてお腹がふくらみます。空気を吐くとお腹が締まって薄くなっていきます。
- 吸う息と吐く息の長さが同じになるように。また、つなぎ目がなめらかになるように意識します。
- 吐く息のときにお尻から床に根っこが生えるイメージで体を安定させ、吸う息で背骨が上に伸びるように行います。

MINI COLUMN

呼吸が心地よければ第一目標はクリア！

心地よく呼吸するためにポーズがあると言えるほど、ヨガでは呼吸を重視しています。ですから姿勢を理想形に近づけようとして、呼吸が苦しくなっては本末転倒なのです。

逆に言うと、ポーズ中に呼吸を深く、心地よく続けられていれば、適切にヨガを行えている証拠。呼吸はヨガを行ううえで、バロメーターのような役割も担うのです。

基本の座り方

いろいろな座り方がありますが
ここではもっとも基本的な姿勢を紹介します。

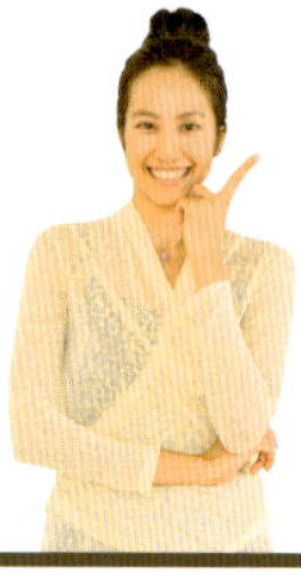

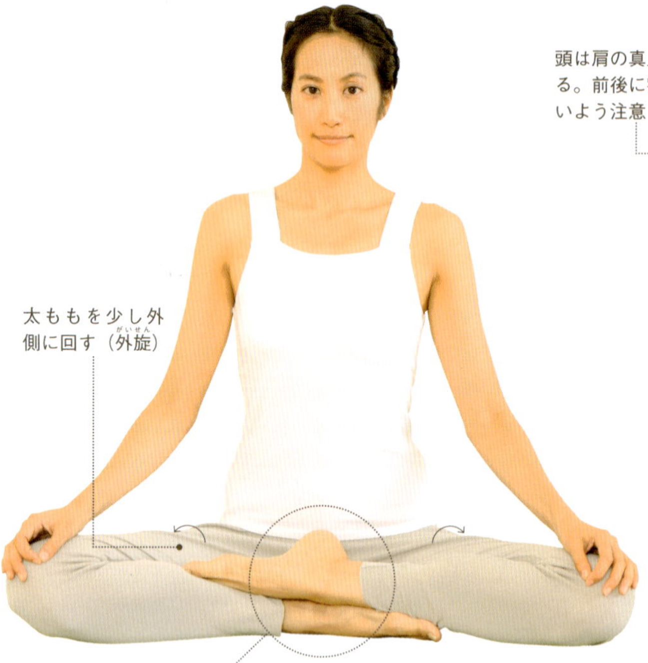
太ももを少し外側に回す（外旋《がいせん》）

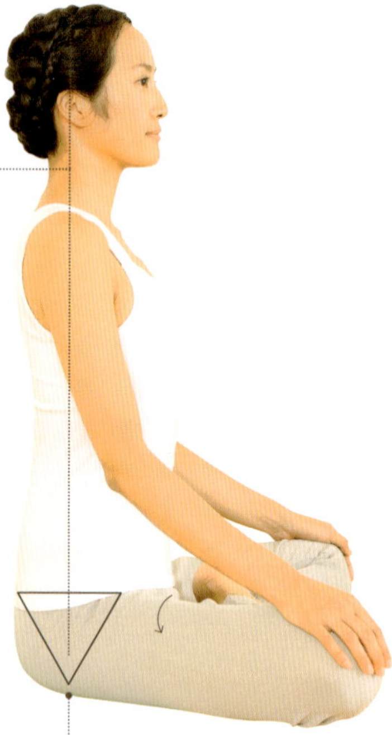
頭は肩の真上にのせる。前後に突き出ないよう注意
坐骨《ざこつ》の上に体重をのせる

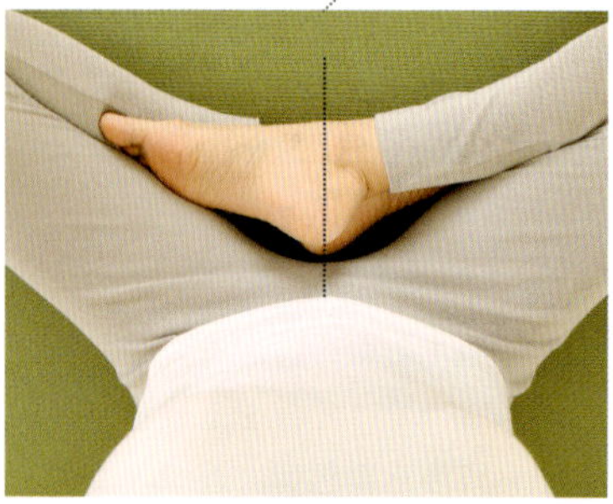

体の前でかかとをそろえます。かかとは重ねても、床にそろえても、やりやすいほうでOK

上手な座り方のコツ

- 脚を組み、体の前でかかとをそろえます。
- 体重は、骨盤の下の出っ張りの部分である坐骨にかけて。太ももを少し外側に回すと、重心が後ろに移り、坐骨に体重がかかりやすくなります。骨盤と背骨が正しいつながりになり、内臓も本来あるべき位置に戻ります。
- ひざが浮く人はタオルなどをはさんでもOK。
- 横から見たときに、お尻の上に肩、肩の上に頭を。肩より前や後ろに頭が突き出ると、肩コリの原因に。
- 姿勢が定まったら、P.21 の方法で何度か呼吸をくり返すと体がより安定します。

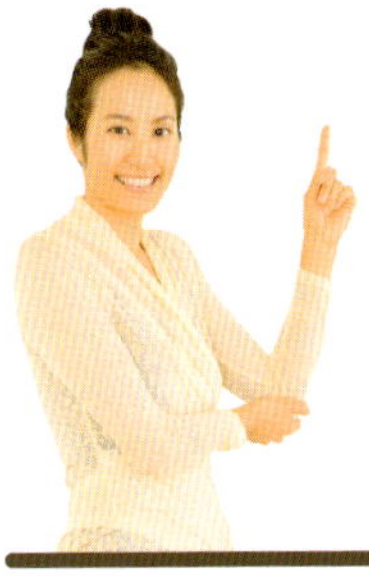

基本の立ち方

立ちポーズの基本姿勢です。これだけでもひとつのポーズと言えるほど、体にとって重要なポイントがいっぱい！

肩に力を入れない
太ももを少し内側に回す(内旋《ないせん》)
ひざを少しゆるめて緊張を解く
かかとからつま先が正面を向くように
足を腰幅に開く

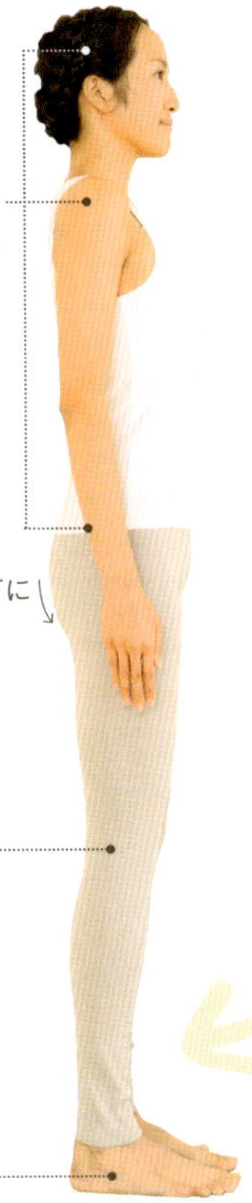
頭、肩、腰、かかとを一直線上にそろえる
尾てい骨を下に向ける

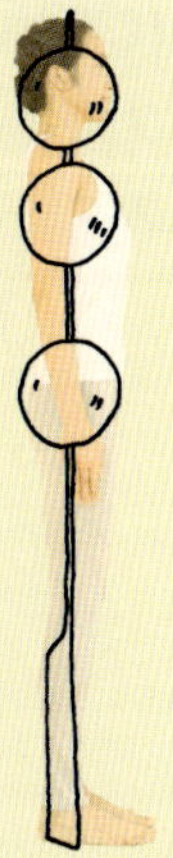

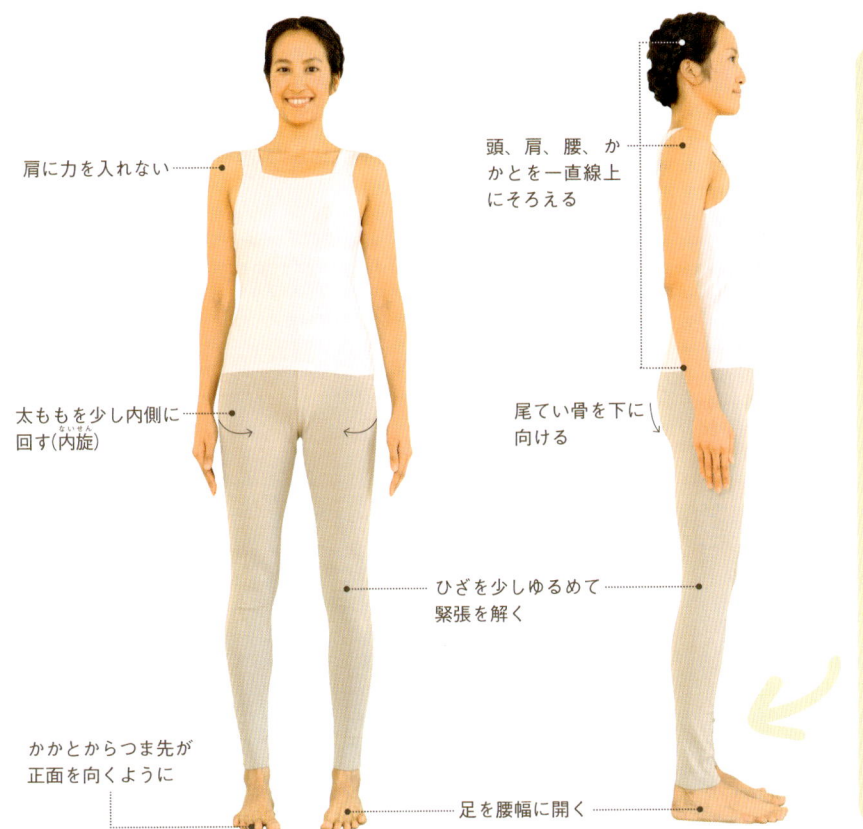

きれいに並ぶおだんごをイメージ

おだんごに見立てた頭と肩、腰の中央を、頭頂部からかかとまでまっすぐ伸びた竹串《たけぐし》がつき抜け、おだんごがきれいに並んでいる様子を思い浮かべてみましょう。

上手な立ち方のコツ

- 足は腰幅に開き、かかととつま先を正面に、太ももは少し内側に回転させて。
- 足の指を開くと、足元が安定します。一度つま先をもちあげて開いてから、床に下ろすのがコツ。
- ひざは軽く曲げるようにして緊張をゆるめ、突っ張らないように。足の裏に力が入り、正しく体重をかけられます。
- 尾てい骨を少し下げるようにすると、腰が反るのを防げます。
- 頭頂部からかかとを結ぶ直線上に、頭と肩、腰がのっているように意識しましょう。骨盤と背骨が正しいつながりになり、内臓も本来あるべき位置に。
- 姿勢が定まったら、P.21 の方法で何度か呼吸をくり返すと体がより安定します。

\プログラム前の/

ウオーミングアップ

体を少しずつ動かし、体勢を整えてからポーズを行うことで
各プログラムの効果がより高まります。
ここでは代表的な「太陽礼拝」のショートバージョンを紹介。
全身が伸びてとても気もちよく、短時間で気軽にできるので
さっそくスタートしてみましょう！

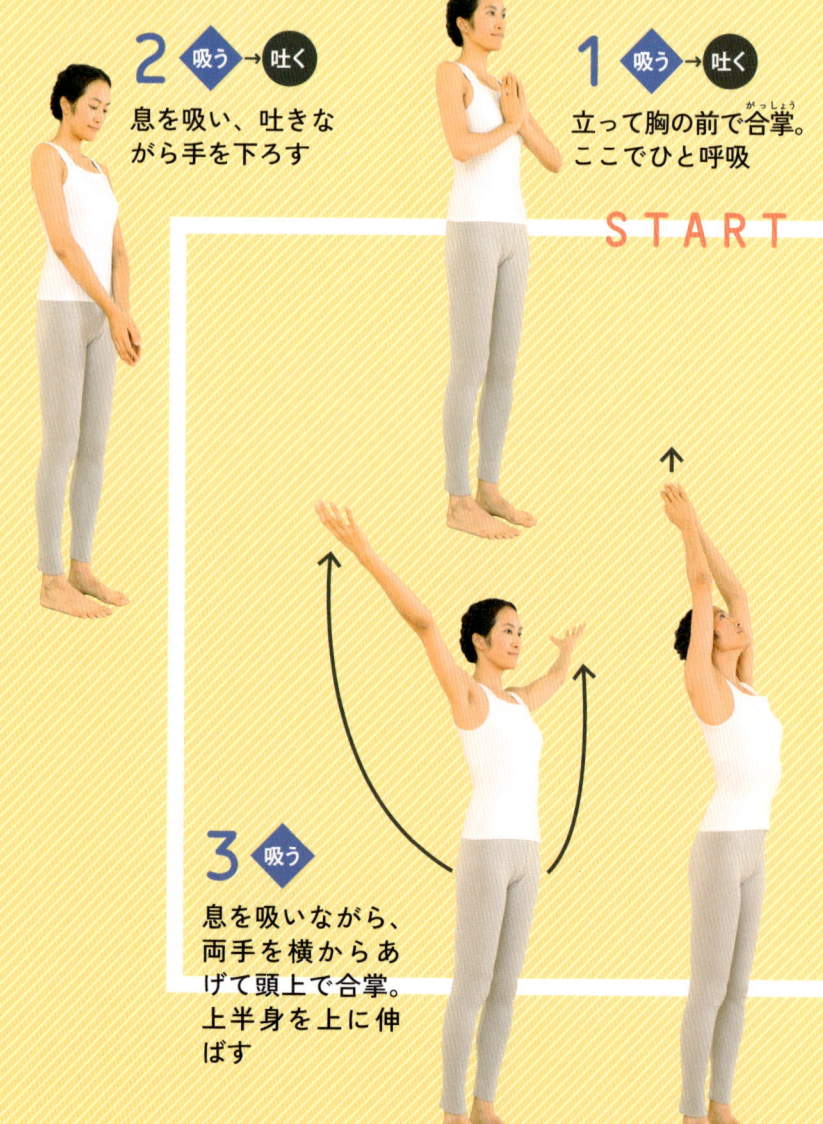

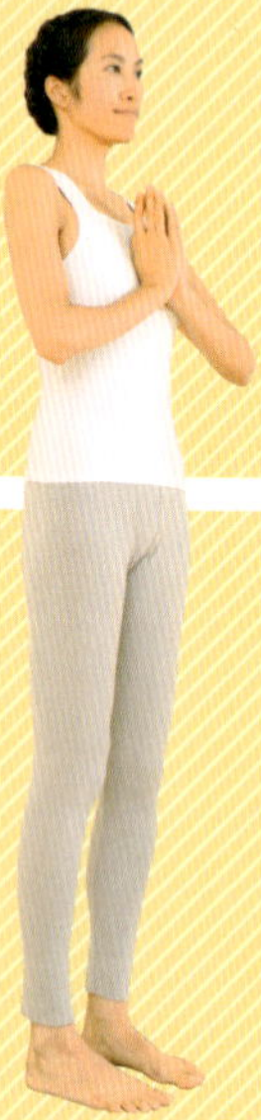

1 吸う→吐く

立って胸の前で合掌《がっしょう》。
ここでひと呼吸

START

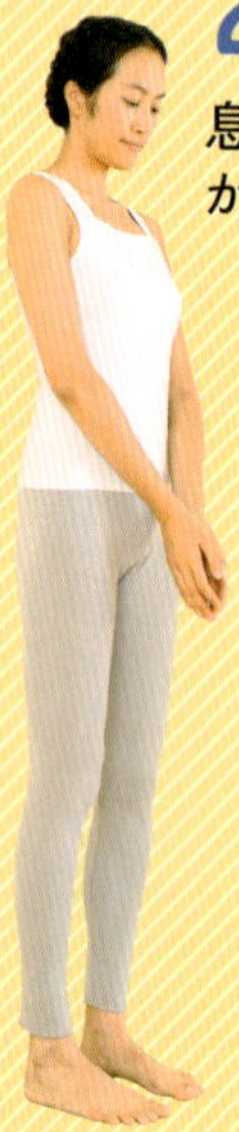

2 吸う→吐く

息を吸い、吐きながら手を下ろす

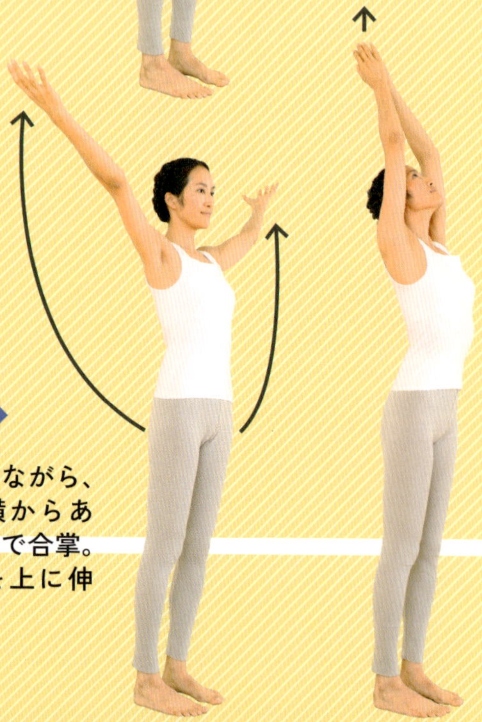

3 吸う

息を吸いながら、両手を横からあげて頭上で合掌。上半身を上に伸ばす

呼吸は体の動きに合わせて、ゆっくりと。吸う息と吐く息の長さが同じになるよう意識しましょう！

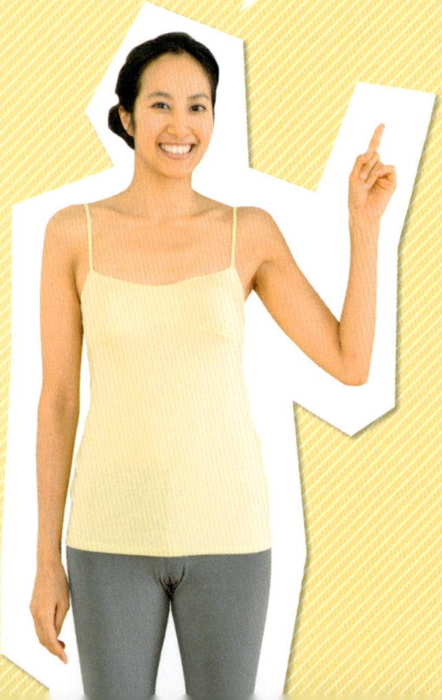

「太陽礼拝」とは

その名のとおり、太陽に対して祈りを捧《ささ》げる意味をもつ動作。1日の始まりを告げる太陽には、フレッシュで活動性に満ちたエネルギーがあると考えられ、多くの国で神としてあがめられてきました。

一連の動きには、太陽そのものに対する祈りとともに、自然の恵みや生命、さらには自分自身の命に対して、祈りや感謝を捧げるという意味も込められています。そんな気もちを大切にしながら、体のすみずみまでいたわるように動かしてみましょう。

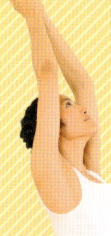

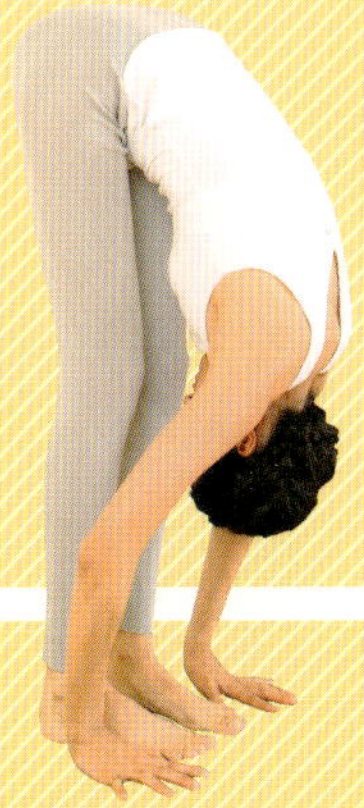

4 吐く

息を吐いてお腹を締めながら、前屈して手を床へ。つらい人はひざを曲げてもOK

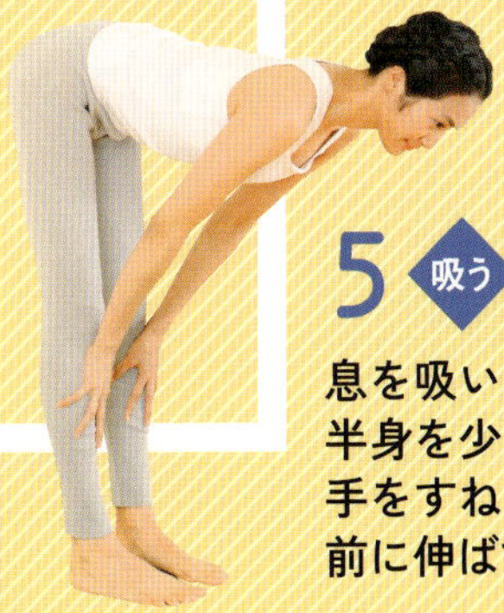

5 吸う

息を吸いながら、上半身を少し起こして手をすねに。背骨を前に伸ばす

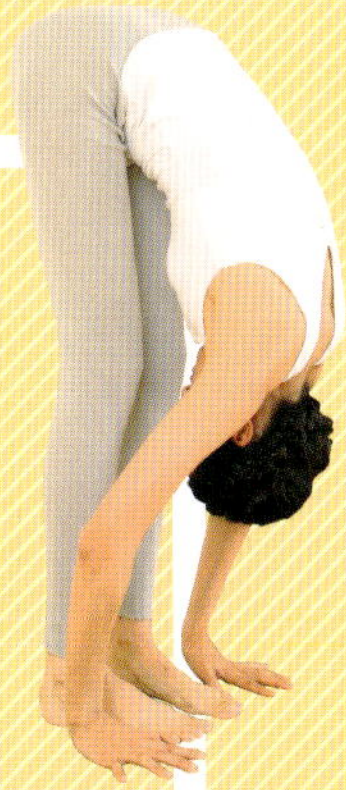

6 吐く

息を吐きながら、再び前屈する

7 吸う→吐く

息を吸いながら再び両手を頭上にあげて、吐きながら1の姿勢に戻る

FINISH

プログラム後の

クールダウン

ヨガでは、ポーズを終えてからのクールダウンの時間を大切にしています。全身の力を抜き、ポーズの余韻を味わったり心身の状態を観察したりするのが目的。各プログラムの最後は、必ずこのクールダウンで締めくくりましょう。

〈基本のポーズ〉

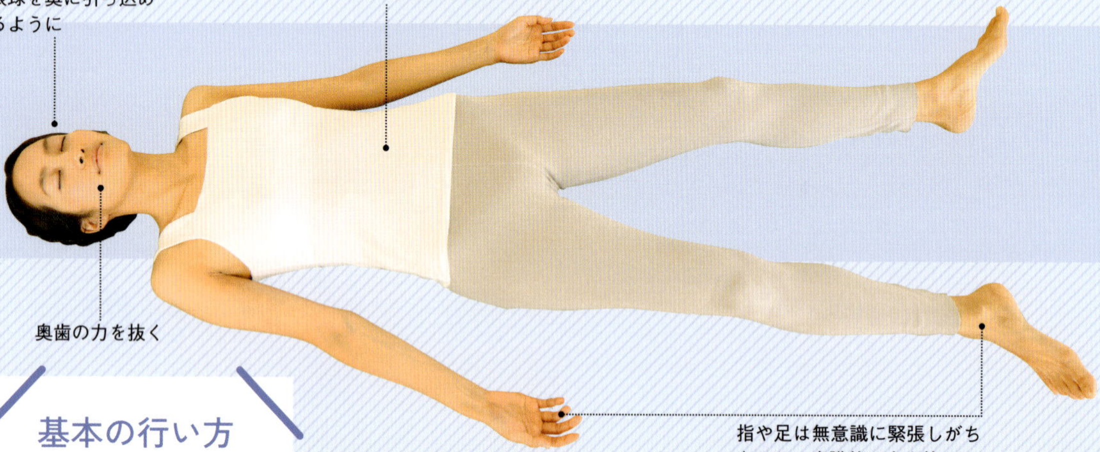

お腹や胸など、どこにも力を入れない。呼吸の動きに身をまかせて
眼球を奥に引っ込めるように
奥歯の力を抜く
指や足は無意識に緊張しがちなので、意識的に力を抜く

基本の行い方

仰向けになり、脚を腰幅に開きます。手は体から軽く離し、手のひらを上に向けて。この姿勢で、全身の力を抜いていきましょう。呼吸は自然にゆったりと続けながら、体液やエネルギーの流れを味わいましょう。

Program 2 のクールダウン
腰の下にたたんだタオルを敷く

Program 1 のクールダウン
背中に丸めたタオルを入れる

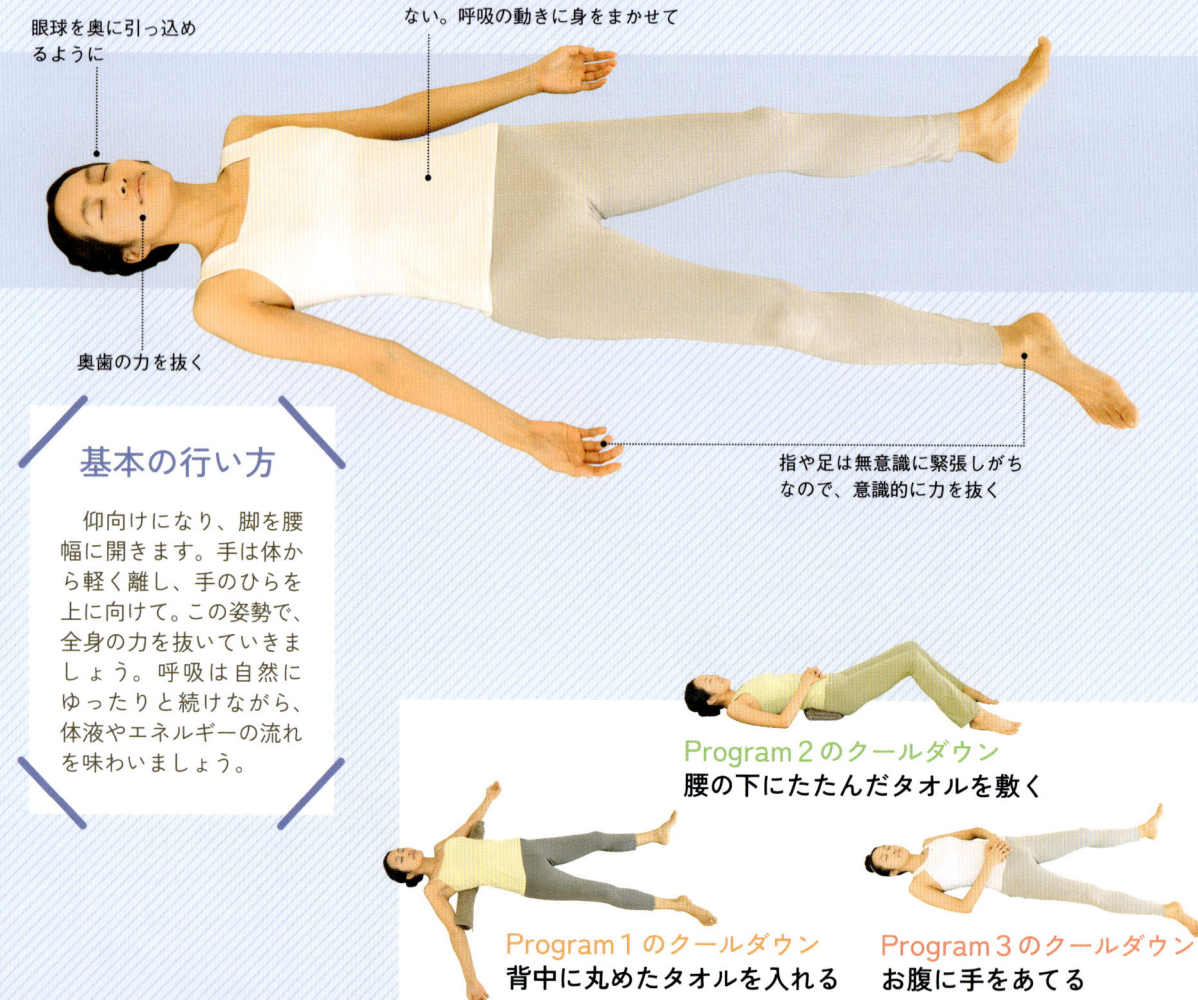

Program 3 のクールダウン
お腹に手をあてる

MINI COLUMN

呼吸が心地よければ第一目標はクリア！

クールダウンのポーズは、ただ横になっているだけのように見えて、じつは究極のリラックス効果が期待できるもの。これ自体も「リラックスのポーズ」「屍《しかばね》のポーズ」「シャバアーサナ」などと呼ばれるヨガの大切なポーズのひとつなのです。

プログラムで動かした体を解き放つことで、体だけでなく心まで完全にリラックスします。ほんのりと集中し、全身を感じられる状態が理想。はじめは、眠ってしまったり、集中できなかったりすることもありますが、くり返すうちに、意識を保ちつつ心身はリラックス状態に導けるようになります。

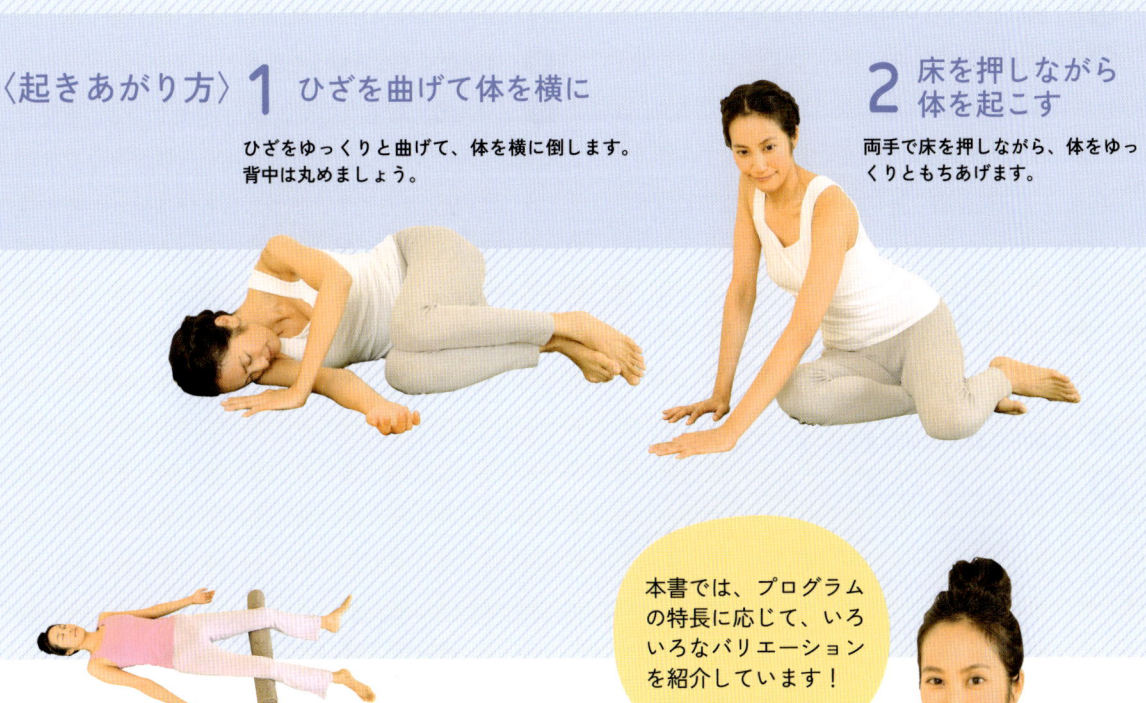

〈起きあがり方〉

1 ひざを曲げて体を横に

ひざをゆっくりと曲げて、体を横に倒します。背中は丸めましょう。

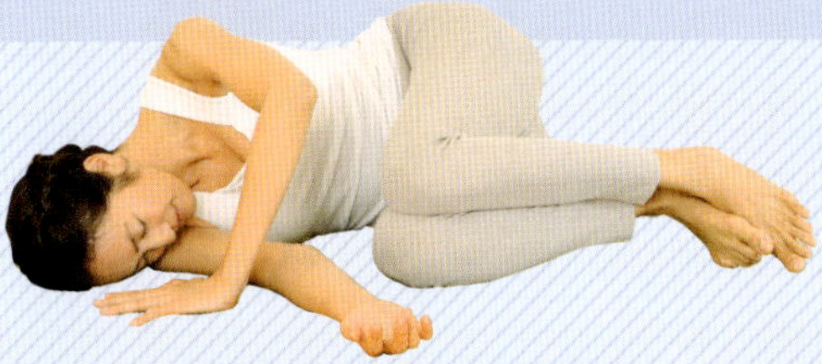

2 床を押しながら体を起こす

両手で床を押しながら、体をゆっくりともちあげます。

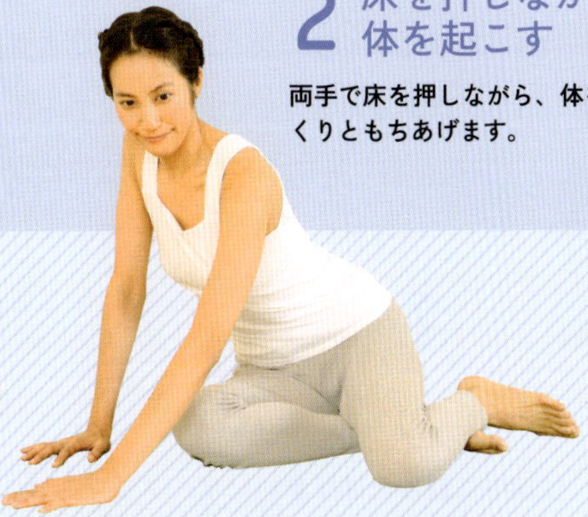

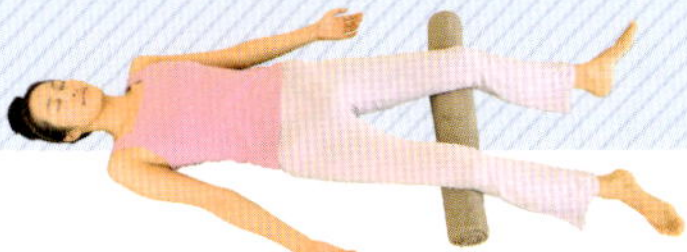

Program 4のクールダウン
ひざの下に丸めたタオルを入れる

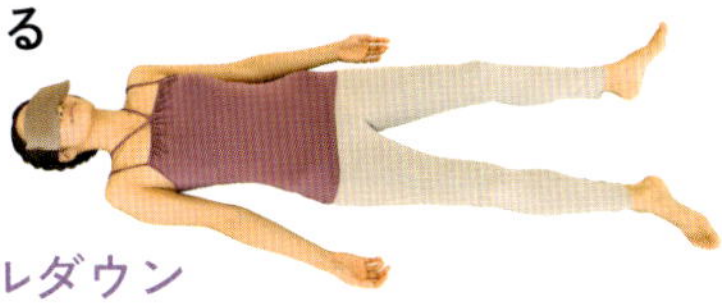

Program 5のクールダウン
アイピローをのせる

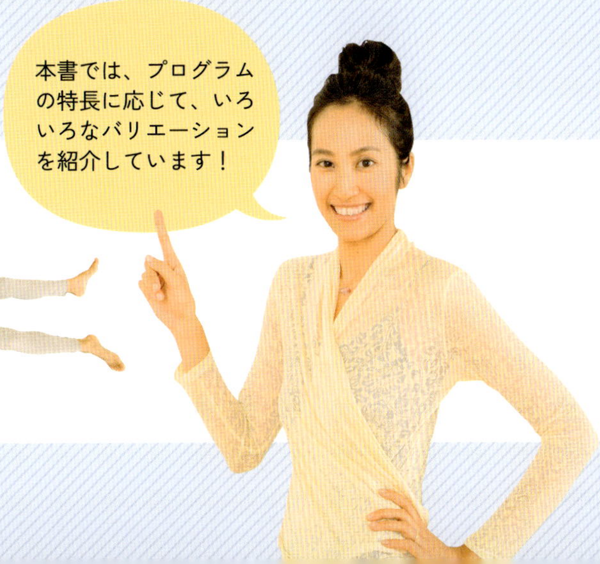
本書では、プログラムの特長に応じて、いろいろなバリエーションを紹介しています！

Yoga Column 1

ヨガビギナーの疑問を解決！

Q どれぐらいの頻度で行うと効果的？

A 最初だけ１日に何度も練習してあとは本書がほこりをかぶってしまうなら、週に１回でも集中して行い、１年間続けたほうが効果を期待できます。「ヨガをする頻度」×「１回にかける時間」×「クオリティ（集中度）」が結果につながります。自分が楽しく続けられるペースで始めましょう。

Q １回にどれぐらい時間をかけるといい？

A 本書のプログラムは、ひとつ10～15分と、初心者が１回に取り組みやすい長さにしてあります。まずは１日１プログラムを目安に取り組んでみてください。その日の体調や気分によっては、１日に１ポーズだけ、あるいは複数のプログラムを組み合わせて行っても。自分のライフスタイルに合わせて選んでみましょう。

Q 生理中に避けたほうがいいポーズは？

A 最初の３日間（出血量が多い期間）は、なるべくヨガを休みましょう。行いたい気分なら、ふだんよりかんたんなポーズを選びます。とくに、骨盤が心臓よりも上位にくる逆転のポーズ（下向きの犬のポーズ、橋のポーズなど）は、人によってはこの時期あまり気もちよく行えないことも。体の声に耳を澄ませ、不快に感じることはお休みして。

Q ヨガスタジオには行ったほうがいい？

A 昔からヨガは、先生から生徒へと伝授されてきたもの。本書では自宅で安全に行えるヨガを紹介していますが、通える範囲にヨガスタジオがあれば、足を運んでみてもいいですね。人それぞれ好みの音楽があるように、スタジオや先生によって大切にしている考え方は違います。相性が合うか知るために、事前にホームページなどもチェックしましょう。

Q 体が硬くてもヨガはできる？

A 「体が硬いとヨガができない」というのは、単なる思いこみです。ヨガの目的はポーズの形をつくることではないからです。じつは私も体は硬いのですが、問題なくヨガを教えています。「体がやわらかくなってからヨガを始めよう……」などと永遠にこないかもしれないときを待たず、チャンスがきたら（いま、この本を手に取っているタイミングで！）ヨガを始めてみましょう。

Program

1

体がスッキリ目覚めるプログラム

どんより停滞ぎみの体を、スッキリ目覚めさせると、1日が快適に。
起床直後や心身をシャキッとさせたいときに行いましょう。

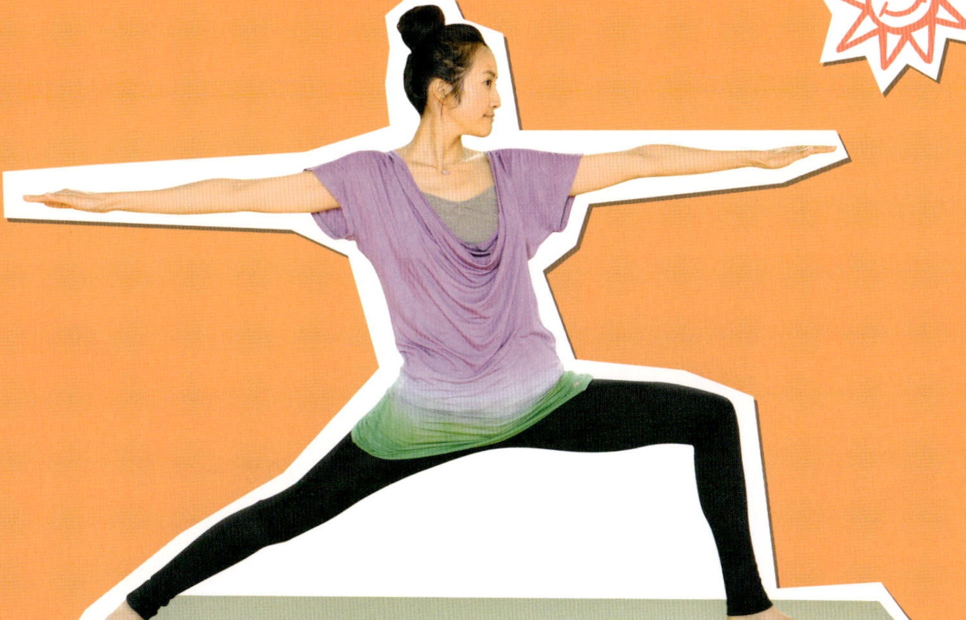

このプログラムのねらい

全身を活性化させるポーズで体のすみずみまで元気に！

新しい１日の始まりである朝は、ヨガをするのにおすすめの時間帯です。ときには少し早起きしてコップ１杯の白湯《さゆ》を飲み(※)、睡眠中にこわばった体をほぐしましょう。

睡眠中だけでなく、昼間もずっと同じ姿勢で仕事をしたり勉強したりすると、心身は停滞します。朝に限らず、元気を出したいときはいつでも、このプログラムを行うといいでしょう。

プログラム１は、体を目覚めさせる立ちポーズと、胸を開いて気もちをポジティブにするポーズを中心に構成しています。

まず、「猫のポーズＢ」で全身をしっかり伸ばしながら、ゆったりといまの自分の調子を感じることからスタート。さらに２種類の「勇者のポーズ」で足腰を強化し、体のめぐりを活性化させましょう。

後半のポーズはどれも全身に働きかけますが、とくに深い呼吸をもたらすもの。新鮮な空気がたっぷり入ると、体が気もちよく目覚めるだけでなく、気分も明るくなりますよ。

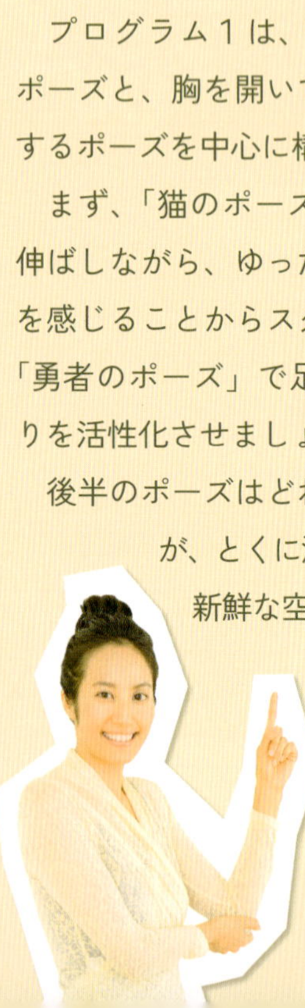

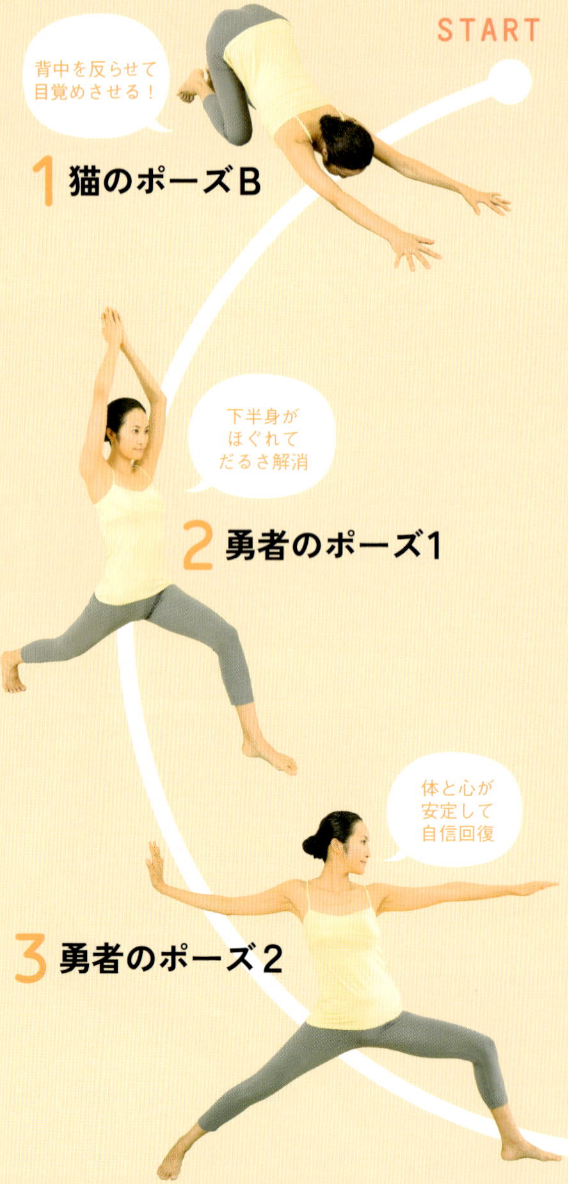
START
背中を反らせて
目覚めさせる！
1 猫のポーズB
下半身が
ほぐれて
だるさ解消
2 勇者のポーズ1
体と心が
安定して
自信回復
3 勇者のポーズ2

※白湯のつくり方はP.60参照

Program1を行うと……

- 徐々に体がほぐれ、目覚めていく
- 下半身が強化されて体の土台が安定
- 全身の血行がよくなりぽかぽかに！
- 深い呼吸とともに気もちが明るくなる

準備するもの……タオル（P.43で使用）

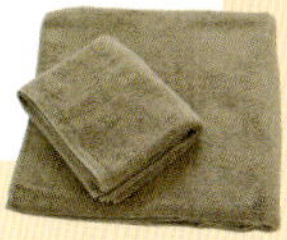

体の末端までエネルギーを満たして、全身をシャキッと目覚めさせましょう！

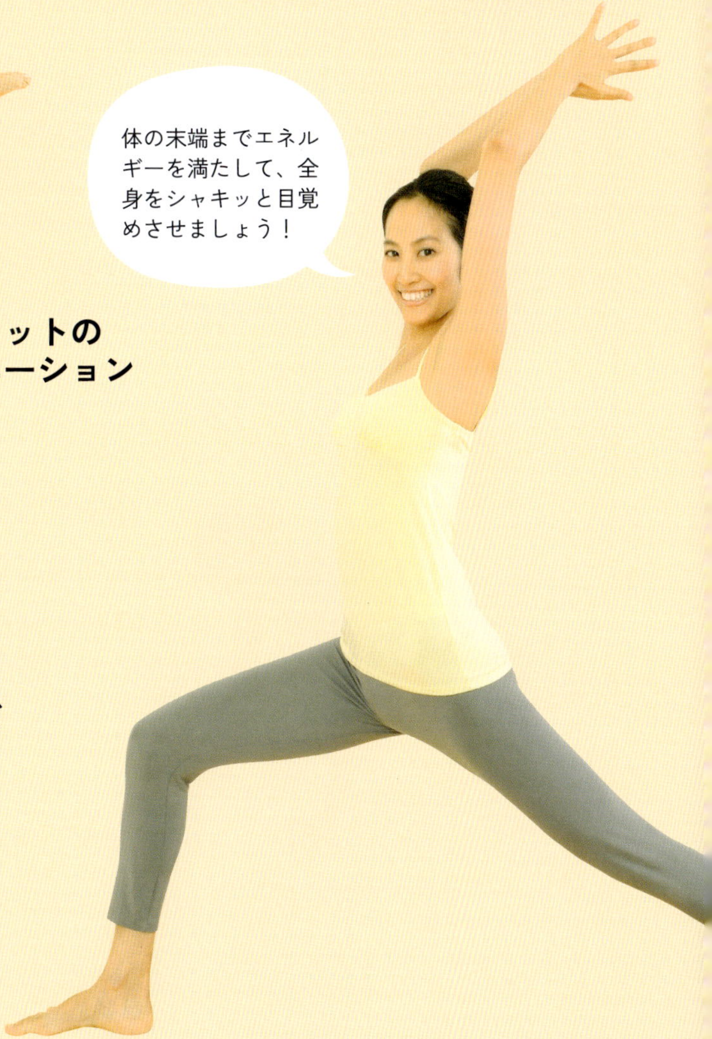

FINISH

深い呼吸でエネルギー充電！

6 魚のポーズ

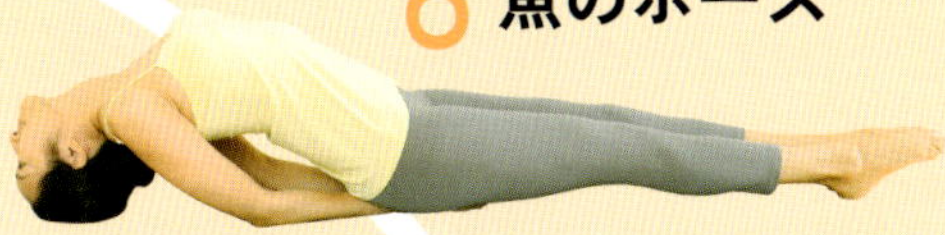

胸を開いて明るい気もちに

5 スクワットのバリエーション

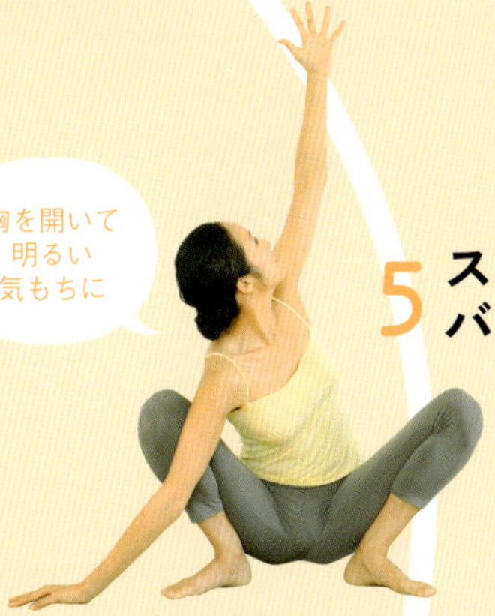

4 三角のポーズ

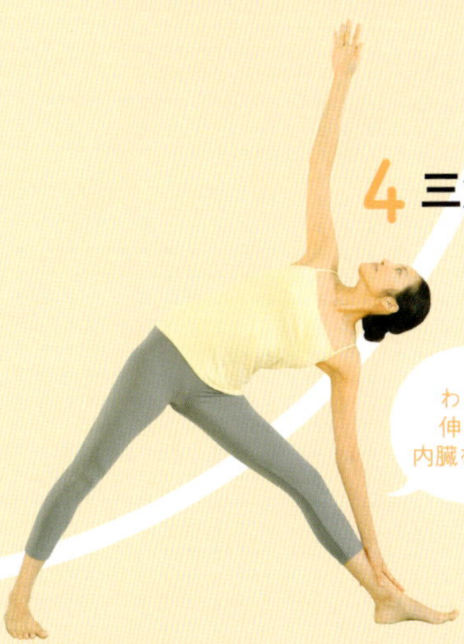

わき腹を伸ばして内臓を活性化！

1 体の活力を呼び起こす

猫のポーズB

効果

目覚めに
全身の活性化／神経系の目覚め／呼吸が深くなる

［そのほかのメリット］
肩コリ緩和／背中のコリ緩和／背中の柔軟性アップ

IMAGE

猫が気もちよく
伸びをしているように

猫が伸びをするときのような、しなやかでやわらかい動きをイメージしながら、背中を気もちよく反らせましょう。

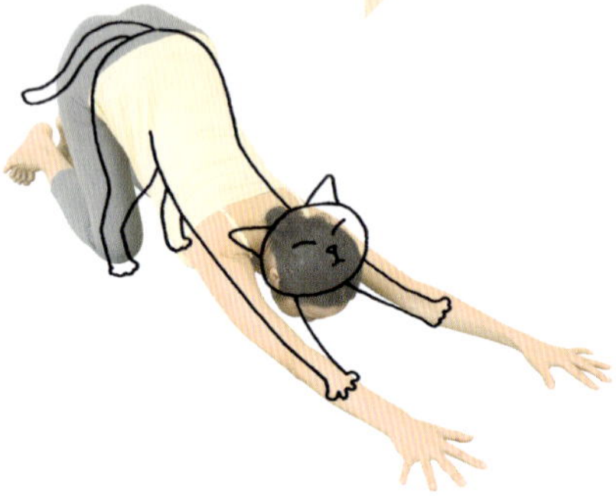

背中を気もちよく伸ばして
スッキリ目覚める！

お尻をもちあげ、背中を反らすポーズ。背骨を通る多くの神経が刺激され、全身が活性化します。また、背中を気もちよく反らせると、胸まわりがほぐれて呼吸が深くなります。新鮮な空気をたっぷりと肺に呼び込み、寝起きの体を徐々に目覚めさせましょう。

1 吸う→吐く

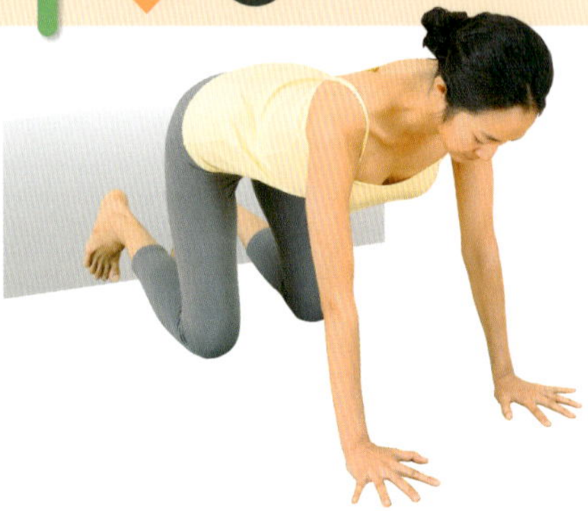

壁に足をつけてよつんばいに

足の指を軽く開いてつま先を壁につけ、よつんばいの姿勢に。そのままひと呼吸します。

2 ［自然に呼吸］

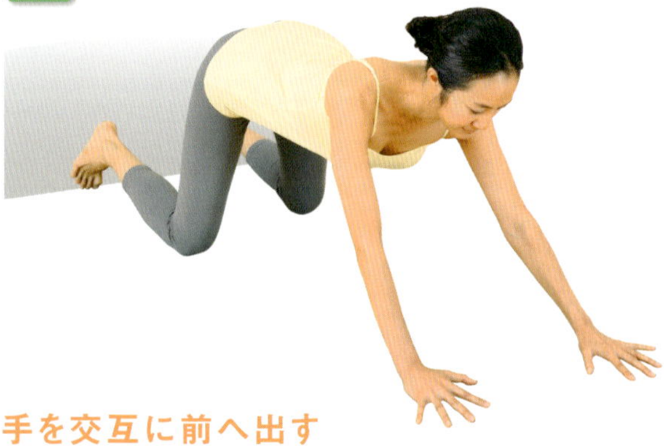

手を交互に前へ出す

体の前方に手を歩かせながら、ゆっくりと胸を床に近づけていきます。

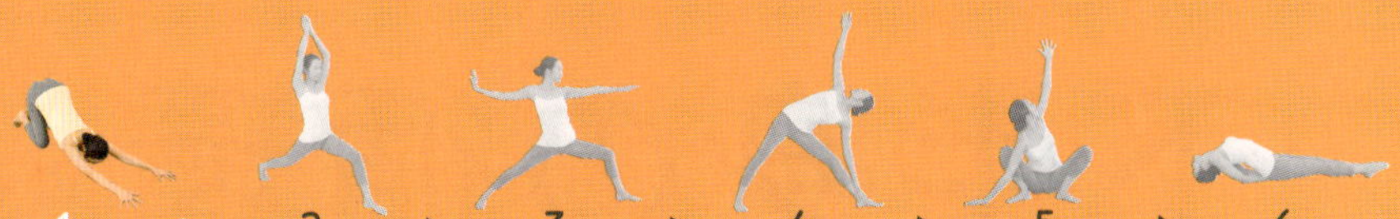
1
2
3
4
5
6

NG

肩があがると背中が伸びない

肩があがると首が詰まり、背中が伸びません。また、腕が体の内側に回る（内旋《ないせん》）と、胸が床から浮いて充分に開きません。

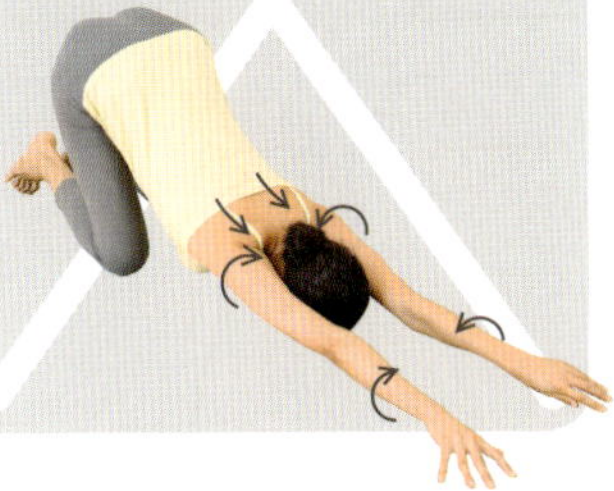

EASY

おでこを床につけるとラク！

あごを床につけるのがつらい人は、おでこを床につけて行いましょう。胸は浮かせてもOKです。

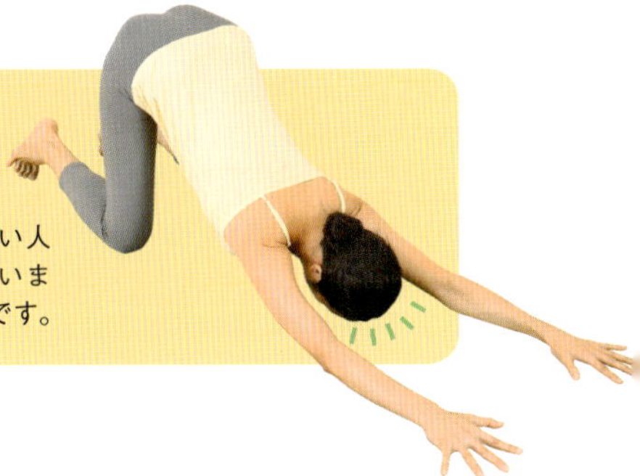

ココを意識！

肩甲骨周辺の深部筋が刺激される

背中全体が刺激されるポーズですが、とくに背骨と肩甲骨を深部でつなぐ菱形筋《りょうけいきん》という筋肉のあたりが、気もちよく刺激されるのを感じながら行いましょう。肩甲骨まわりのコリもほぐれます。

FINISH

3

吐く → 吸う ⇄ 吐く ［5回リピート］

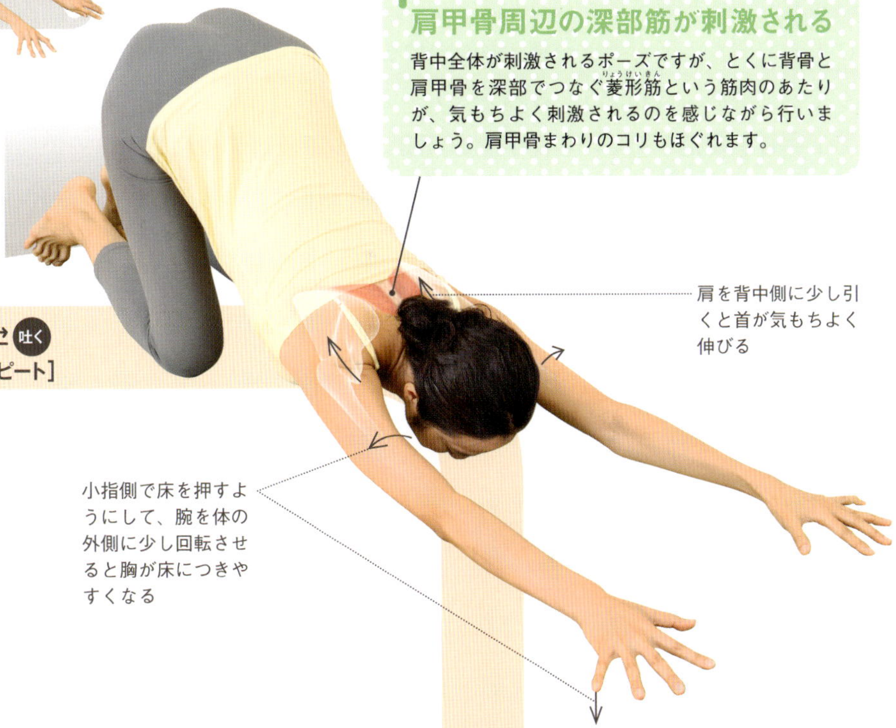
肩を背中側に少し引くと首が気もちよく伸びる
小指側で床を押すようにして、腕を体の外側に少し回転させると胸が床につきやすくなる

あごと胸を床に下ろす

息を吐きながら、あごと胸をゆっくり床に下ろします。胸を気もちよく開くために、肩は背中側に引き、腕は体の外側に回転（外旋《がいせん》）させて。この状態で呼吸をくり返しましょう。

つなぎのポーズ

お尻をかかとにのせ、ひじを曲げてラクな姿勢で数呼吸。反らせた背中を休ませて。

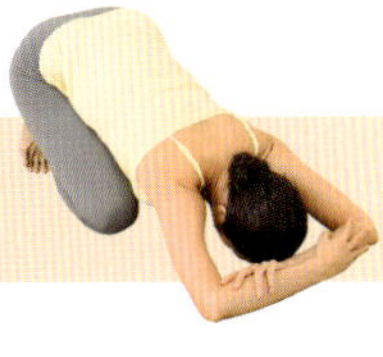

勇者のポーズ1へ

2 下半身の循環をよくする

勇者のポーズ1

効果	目覚めに 睡眠中のむくみ解消／睡眠中のコリ解消／全身の活力アップ
	［そのほかのメリット］ 気分が明るくなる／冷え解消／太ももの引き締め

IMAGE

噴火する火山のような上向きの力をイメージ

大地のエネルギーを吸いあげて溶岩を噴出させる火山をイメージしながら、足元をしっかり安定させ、湧きあがる力を感じて。

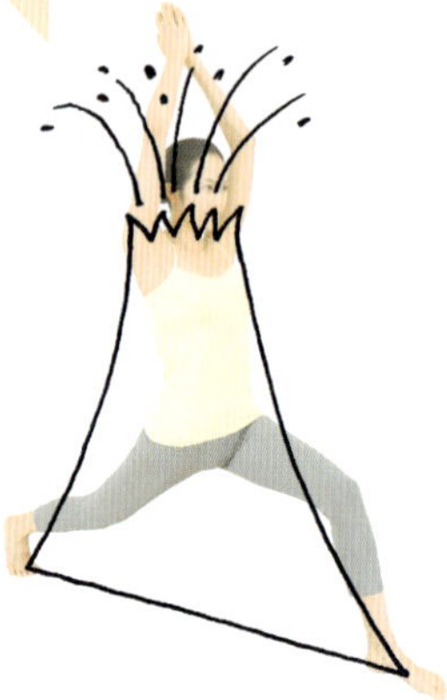

そけい部がほぐれて むくみやだるさがスッキリ！

睡眠中は血液やリンパ液などの循環がかたよって、むくんだり関節が硬くなったりしがち。そこで脚を前後に大きく開くことでそけい部（脚のつけ根）をほぐし、むくみを解消しましょう。後ろ足をしっかり踏み込んで下半身を安定させてから両手をあげることで、下から上へと活力が伝わり、体が目覚めていきます。

1 吸う

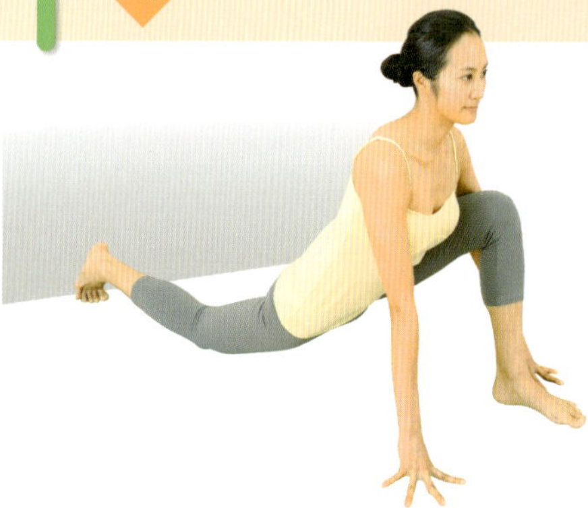

脚を前後に大きく開く

壁に背中とかかとをつけて立ち、息を吸いながら左足を大きく前に踏み出します。右ひざは床につけ、左ひざは曲げて立てて。手は前足の横についてバランスをとりましょう。

2 吐く→吸う

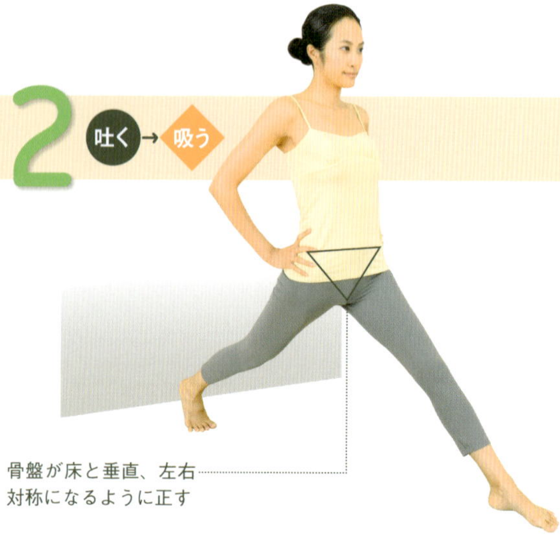

骨盤が床と垂直、左右対称になるように正す

上半身をもちあげる

一度息を吐いて、吸いながらひざを伸ばして上半身をもちあげます。手は骨盤にあて、骨盤の傾きやねじれを正します。

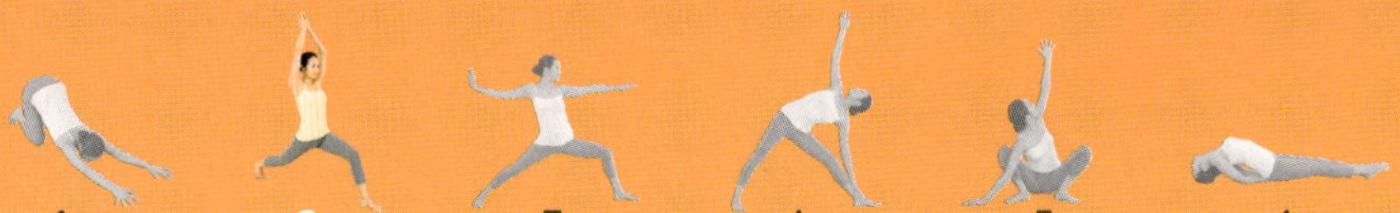
1
2
3
4
5
6

NG

**骨盤が前に倒れると
そけい部が伸びない**

前のめりになると、そけい部を効果的に伸ばせません。ひざが、かかとより前に出たり左右にずれたりしてもNG。

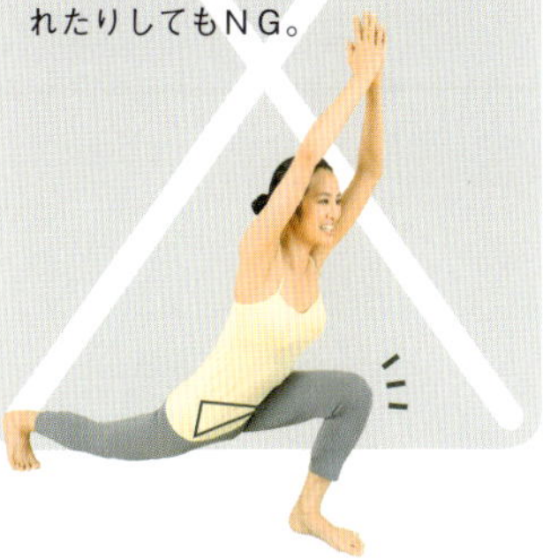

EASY

**手を腰におくと
バランスをとりやすい**

手をあげるとふらつく人は、手を腰にあてたまま行っても。骨盤の向きに気をつけて、腰を下げていきましょう。

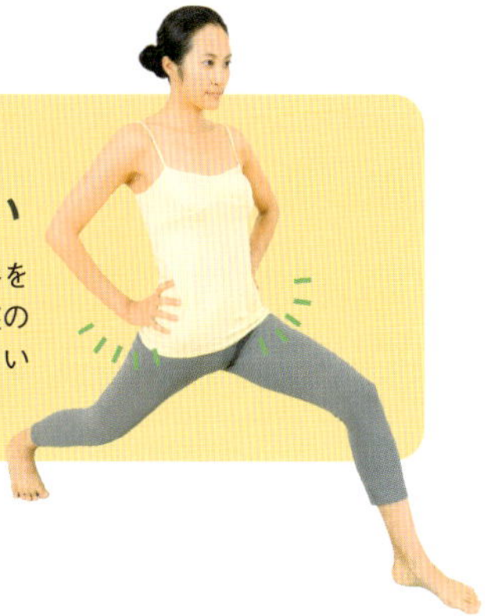

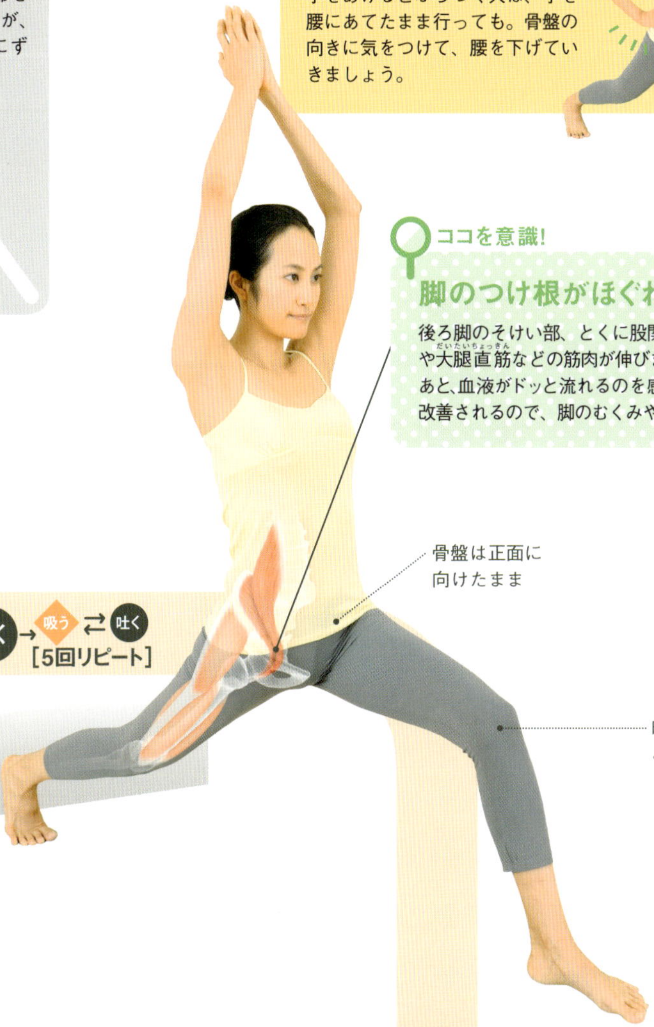
骨盤は正面に
向けたまま
曲げたひざをかかとより前に出さない
かかとで壁を押す

ココを意識!

脚のつけ根がほぐれて血流アップ!

後ろ脚のそけい部、とくに股関節まわりにつく腸腰筋《ちょうようきん》や大腿直筋《だいたいちょっきん》などの筋肉が伸びます。ポーズをほどいたあと、血液がドッと流れるのを感じて。脚全体の血行が改善されるので、脚のむくみやだるさ解消にも効果的。

FINISH

3

吐く→吸う→吐く→吸う⇄吐く
[5回リピート]

腰を下げて手を頭上へ

一度息を吐いて、吸いながら左ひざを曲げ腰を下げていきます。バランスがとれたら手を合わせて頭の上にあげ一度息を吐き、さらに呼吸をくり返しましょう。

反対側も同様に

つなぎのポーズ

前屈したまま数呼吸。ひざを曲げて伸ばした脚をゆるめて。ひじを抱え上半身の力を抜いて背中も休ませます。

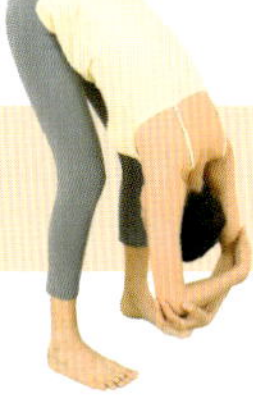

勇者のポーズ2へ

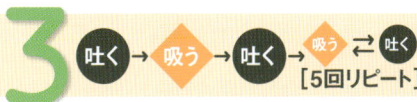

3 自信がみなぎる

勇者のポーズ2

DVD

効果	
	目覚めに 心身の安定感アップ／気もちを穏やかに／体力アップ
	［そのほかのメリット］ 脚の引き締め／ヒップアップ／疲労回復

IMAGE

バランスをとりながら
前進しているイメージで

「孫悟空《そんごくう》」が雲に乗っている姿勢をとり、前に進むイメージでバランスよく立って。前だけでなく、後ろにも意識を向けましょう。

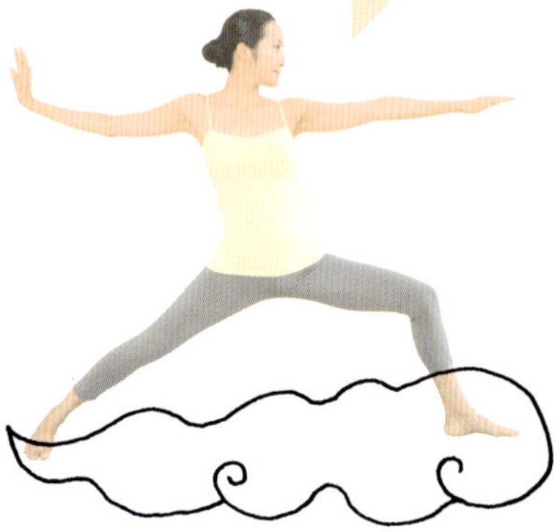

体の土台となる脚を強化し心身を安定させる

下半身を安定させ、両手を前後に伸ばしてバランスをとるポーズ。慣れないうちは力んでしまいがちですが、下半身を安定させて上半身の余分な力を抜くよう意識すると、体にしなやかさが生まれ、精神的な充足感も導き出されます。安定した穏やかな気もちで、1日をスタートさせましょう。

1 吸う

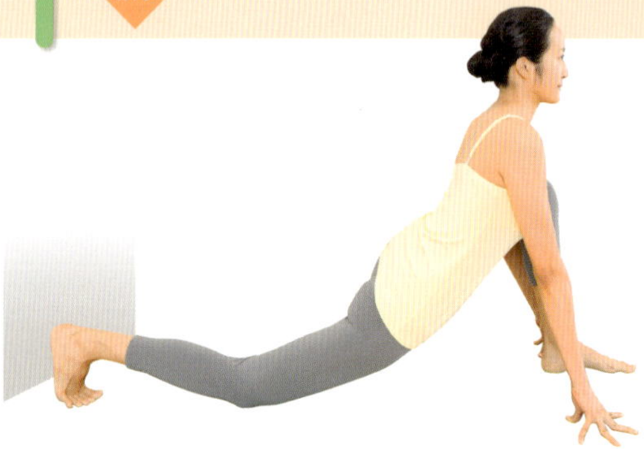

脚を前後に大きく開く

右のかかとを壁につけ、息を吸いながら左足を大きく前に踏み出してひざを立てます。右ひざは床につけて。手は左足の横に軽くつきましょう。

2 吐く→吸う

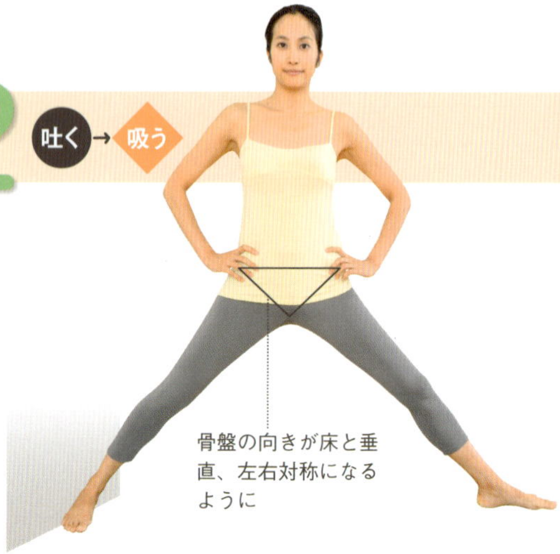
骨盤の向きが床と垂直、左右対称になるように

上半身を起こして骨盤を整える

一度息を吐いて、吸いながら上半身を起こします。右のかかとを壁にぴったりとつけて。骨盤の傾きやねじれを正します。

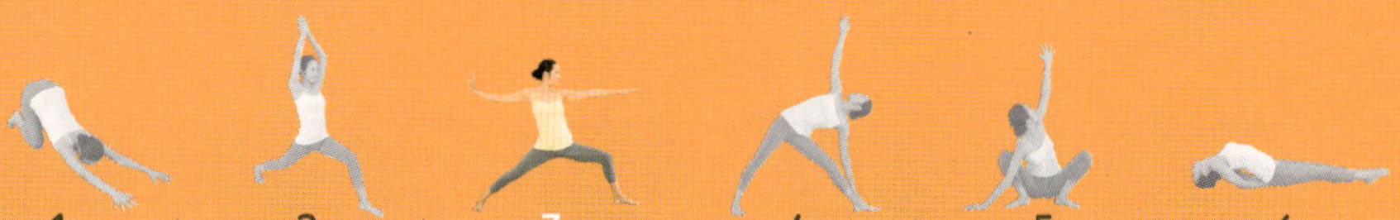
1
2
3
4
5
6

NG

前のめりになると逆効果

上半身が前に行きすぎると、骨盤も前に倒れて脚の筋肉が効果的に働かず、かえって負担をかけることに。焦るとこうなりがちなので注意して。

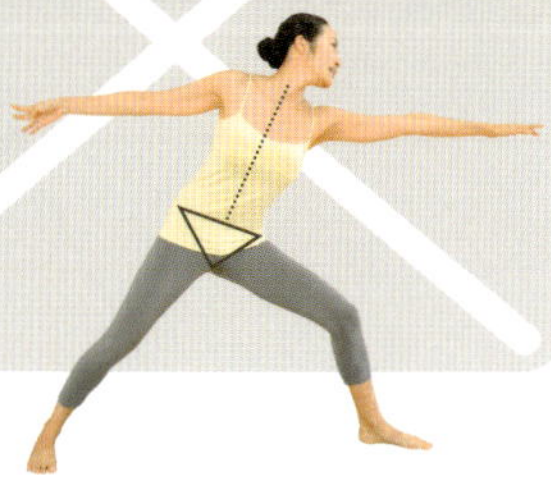

EASY

脚幅を縮めて浅く沈める

脚を開くのがつらい人は、脚幅をせばめ、腰を浅く沈めても。ひざが痛い人も、このやり方で行いましょう。

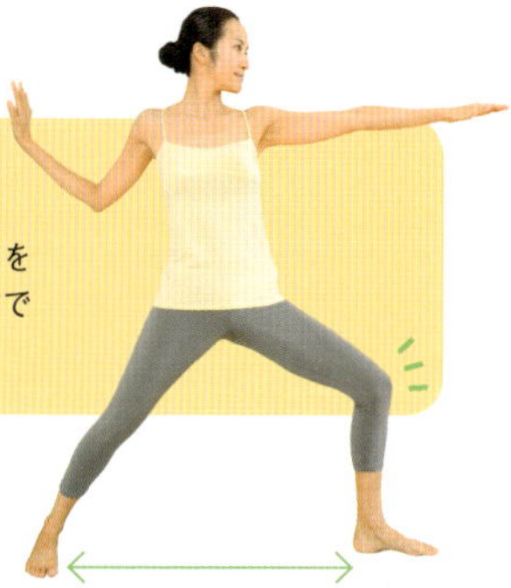

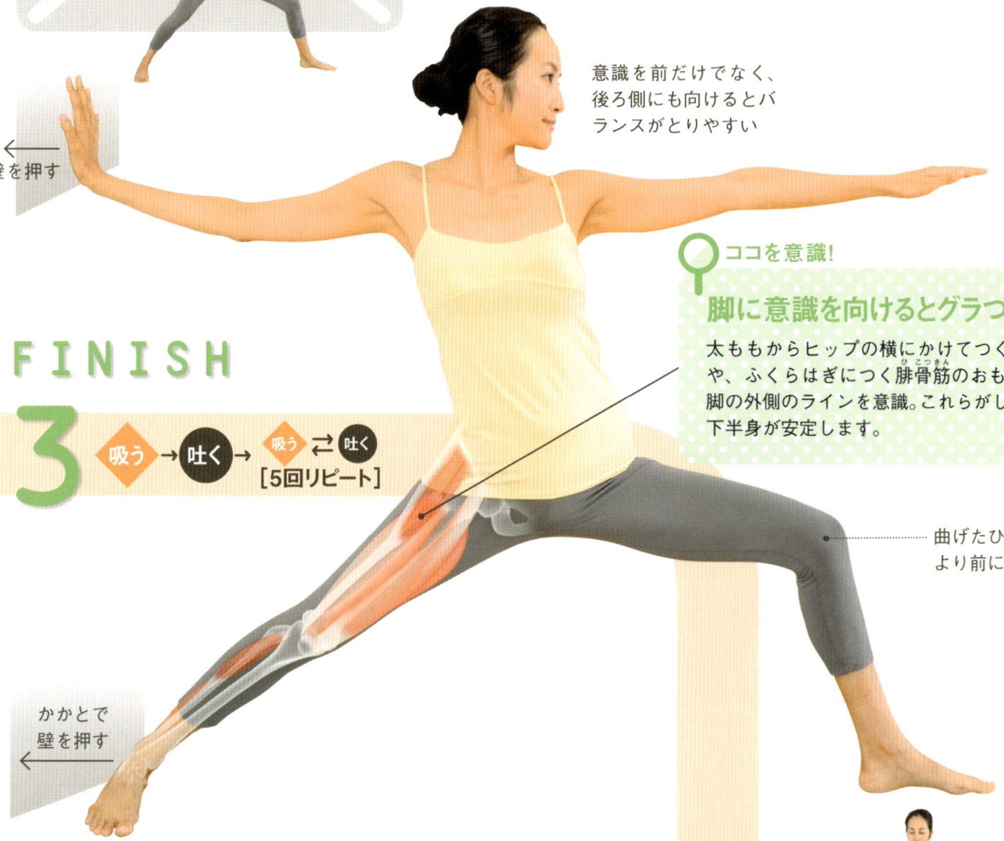
意識を前だけでなく、後ろ側にも向けるとバランスがとりやすい
壁を押す
曲げたひざをかかとより前に出さない
かかとで壁を押す

FINISH

3

吸う → 吐く → 吸う ⇄ 吐く
[5回リピート]

ココを意識!

脚に意識を向けるとグラつかない

太ももからヒップの横にかけてつく大腿筋膜張筋《だいたいきんまくちょうきん》や、ふくらはぎにつく腓骨筋《ひこつきん》のおもに小指側など、脚の外側のラインを意識。これらがしっかり働くと、下半身が安定します。

両手を横に開き片ひざを曲げる

右手を肩の高さにあげて壁につけ、左手を床と平行になるようにあげ、目線を向けます。息を吸いながら手とかかとで壁を押し、吐きながら腰を沈めて呼吸して。 反対側も同様に

つなぎのポーズ

開いた脚を閉じ、余韻を味わいながら数呼吸。胸の前で両手を軽く合わせて。

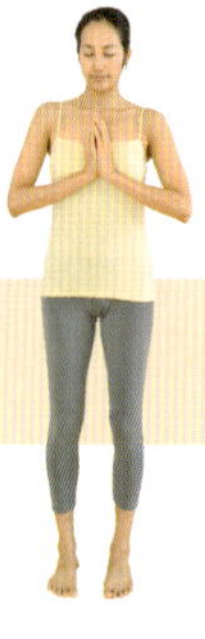

三角のポーズへ

4 内臓の働きを活性化

三角のポーズ

効果	目覚めに 消化機能アップ／眠気解消／活力アップ
	［そのほかのメリット］ 腰痛の緩和／血行改善／ストレス緩和

IMAGE

三角形のスペースを呼吸で押し広げるように

両足とあげた手を線で結ぶと三角形に。この三角形の内側に呼吸を吹き込んで、スペースを広げるイメージで行いましょう。

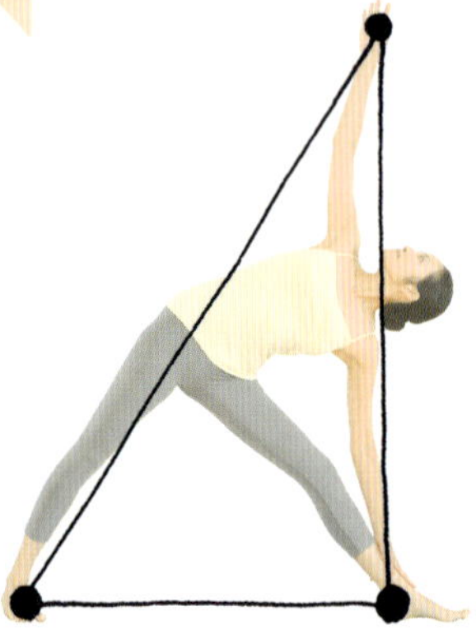

わき腹を引き伸ばして内臓の目覚めスイッチをオン

大きく上下に広げた手と足で三角形をつくり、体のサイドを刺激するポーズ。下半身の力も必要ですが、とくに上半身を気もちよく伸ばすことで、腰や背骨まわりの強化や、内臓も刺激されて消化機能の改善にも。全身の血行がよくなり、体がぽかぽかしてきます。

1 ［自然に呼吸］

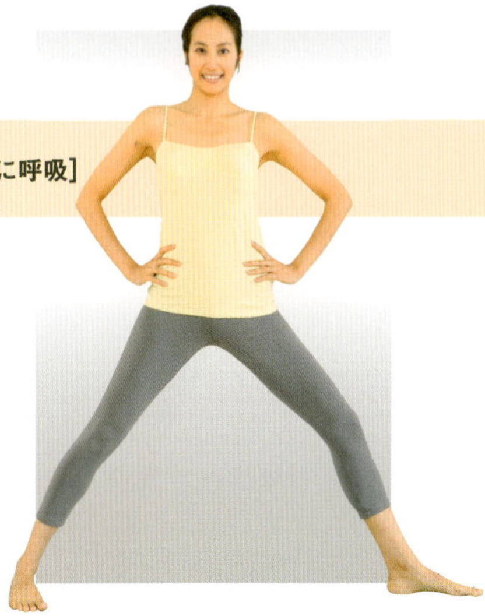

壁を背にして脚を広げる

壁を背にし、お尻と背中、頭が壁につく位置に立ちます。自分の脚の長さの幅に脚を開き、右のつま先を前に、左のつま先を外側に向けて。

2 吸う → 吐く

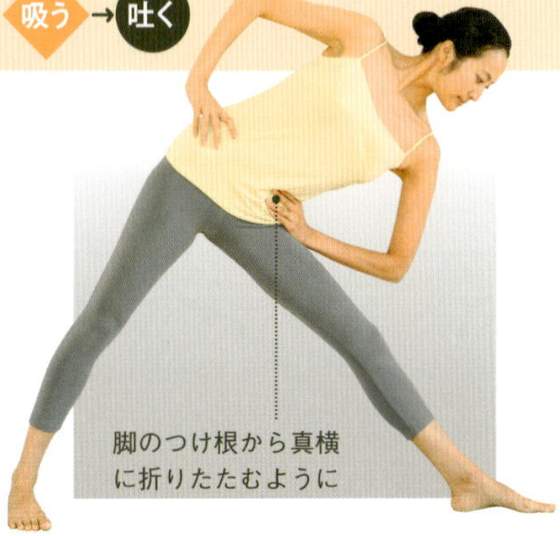

脚のつけ根から真横に折りたたむように

上半身を真横に曲げる

手を腰にあてて一度息を吸い、吐きながら上半身を脚のつけ根から左へ倒します。このとき背中と頭を壁につけ、壁づたいに曲げると正しく真横に倒せます。

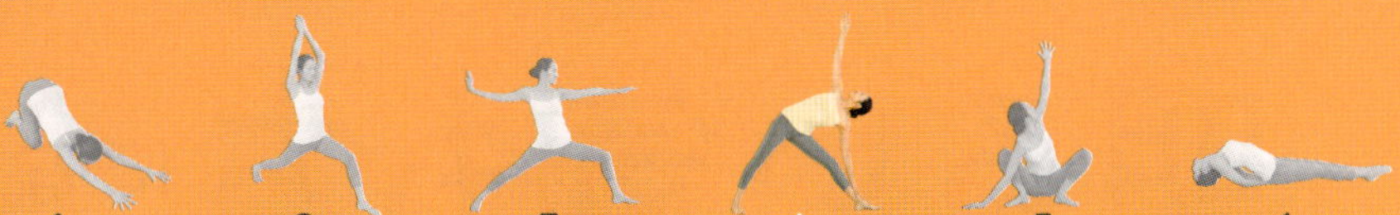
1 ▶ 2 ▶ 3 ▶ 4 ▶ 5 ▶ 6

NG

腰が前に出ると わき腹が伸びない

腰が壁から離れて骨盤がねじれると、わき腹がしっかり伸びません。脚のつけ根からではなく、背中から曲げようとするのもNG。

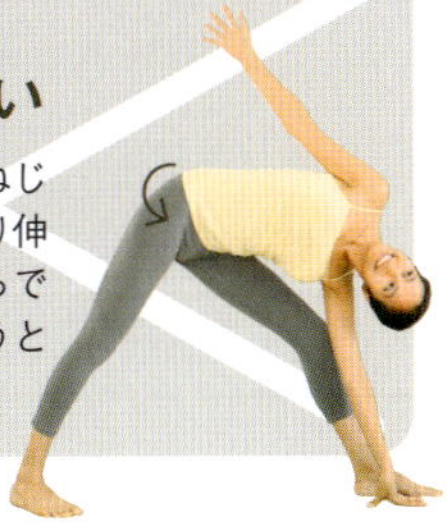

EASY

脚をあまり広げずに 行うとラク

脚の幅をせばめて、上半身を倒す角度を小さくするほどラクに。腰が壁から離れてしまう人も、まずはこの形から試して。

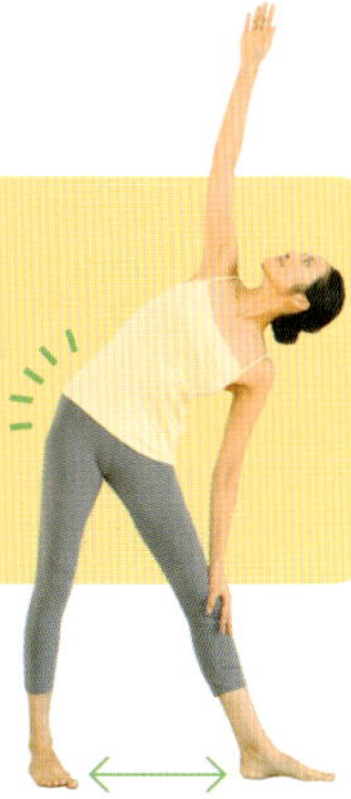

ココを意識!

わき腹とともに内臓もほぐれる

上半身を横に倒すことで、わきの下から腰、ヒップ、太ももにかけて伸びます。とくにわき腹にある外腹《がいふく》斜筋《しゃきん》への刺激が強く、内臓にもしっかり働きかけられます。腰痛の予防や緩和にも効果的。

FINISH 3

吸う → 吐く → 吸う ⇄ 吐く [5回リピート]

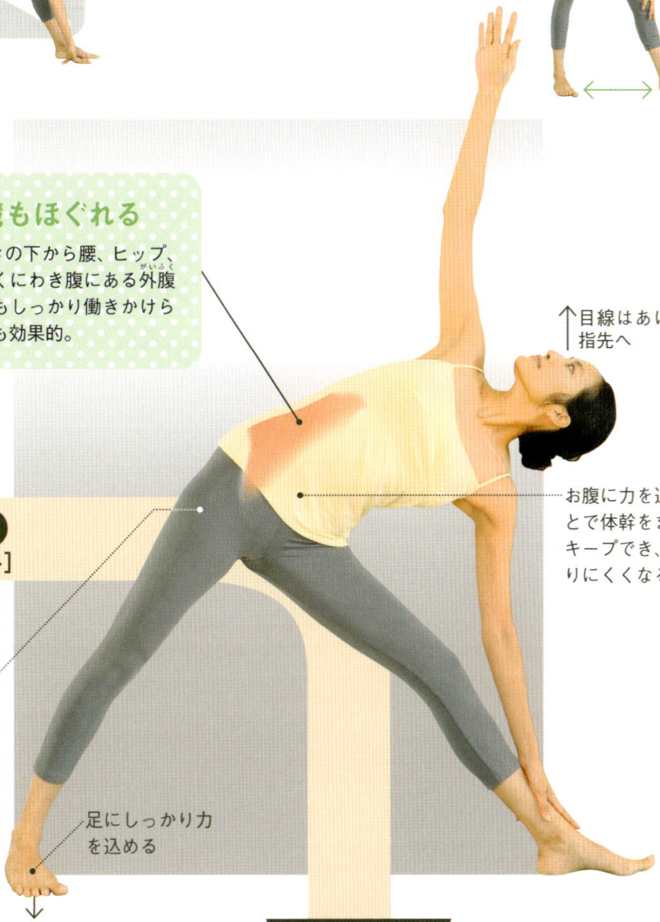
目線はあげた指先へ
お腹に力を込めることで体幹をまっすぐキープでき、腰が反りにくくなる
足にしっかり力を込める

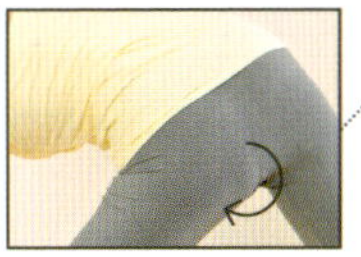

尾骨《びこつ》をくるんと内側に巻くように

手を上下に広げて目線は天井に

息を吸い、お腹に力を込めて、息を吐きながら左手は左のつま先へ、右手は天井のほうに伸ばします。首を回して指先を見ながら呼吸をくり返しましょう。

反対側も同様に

つなぎのポーズ

両足を近づけてからひざを曲げて腰を落とします。胸の前で手を合わせて数呼吸。

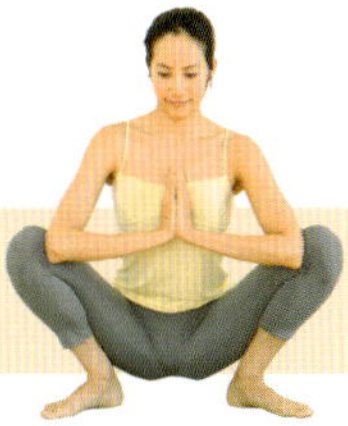

スクワットのバリエーションへ

5 明るい気もちになる

DVD スクワットのバリエーション

効果	**目覚めに** 気分を明るく／胸部の柔軟性アップ／呼吸を深くする
	［そのほかのメリット］ 股関節の柔軟性アップ／便秘の解消／腰痛の予防

IMAGE

アコーディオンに空気を入れるイメージで

アコーディオンのじゃばらを大きく広げて空気を取り込むように、片手をあげて胸を広げ、肺にたっぷりと空気を入れましょう。

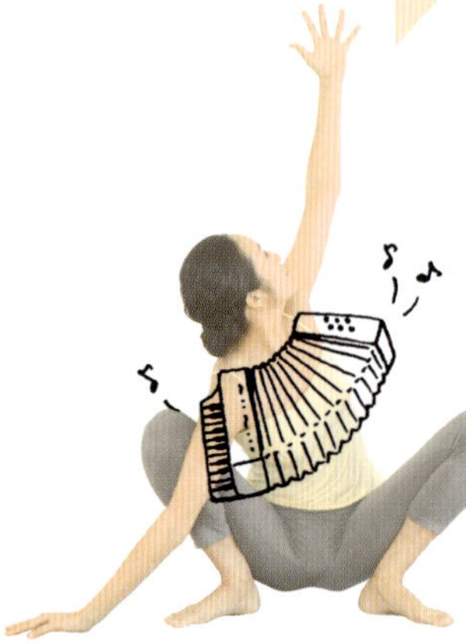

胸まわりを開いて呼吸の入るスペースを拡張

スクワットの姿勢で足元を安定させ、片腕を大きくあげるポーズ。姿勢の悪さなどから硬くなりがちな胸部がほぐれ、次の「魚のポーズ」で呼吸を深くするための土台づくりにもなります。腹部が刺激されて腸の活性化や腹筋の強化に役立つので、便秘がちの人にもおすすめです。

1 ［自然に呼吸］

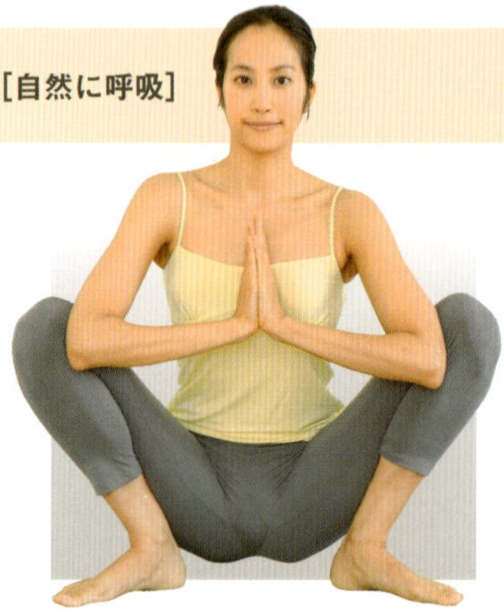

お尻を壁につけてしゃがむ

お尻（仙骨《せんこつ》）を壁につけて、脚を開きひざを立てて座ります。手は胸の前で合わせ、つま先は外側に向けて。

2 吸う→吐く

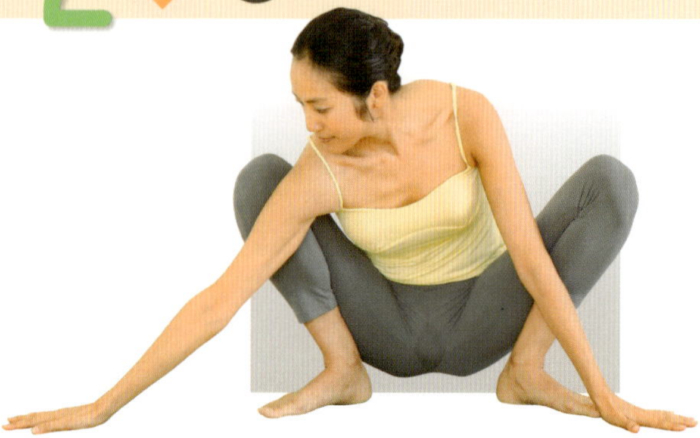

手を斜め前に出す

一度息を吸って、吐きながら右手を大きく右斜め前に出して床につきます。左手は左足のそばで床について。

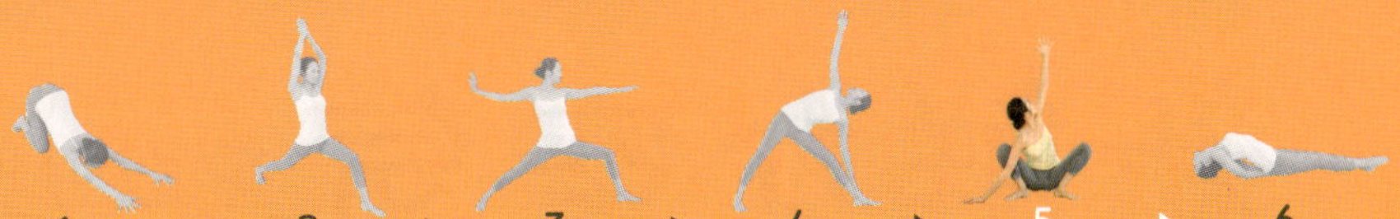
1 ▸ 2 ▸ 3 ▸ 4 ▸ 5 ▸ 6

NG

背すじが丸まると胸部が伸びない

姿勢が悪く、頭が前に出てしまうと、胸部がつぶれて伸びません。左右のひざの高さがずれて骨盤が傾いてしまうのもNGです。

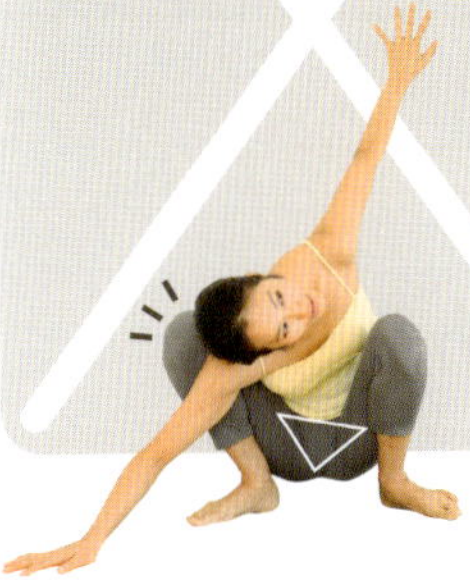

EASY

手をあげすぎないとラク

床につけて固定する下の手と、あげる手の間隔が短いほど、胸部への負荷が少なくなります。自分が心地よく呼吸できる間隔で行って。

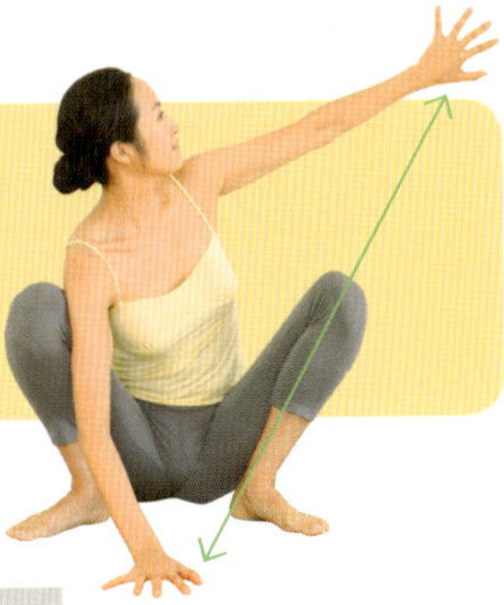

FINISH

3

吸う → 吐く → 吸う ⇄ 吐く
[5回リピート]

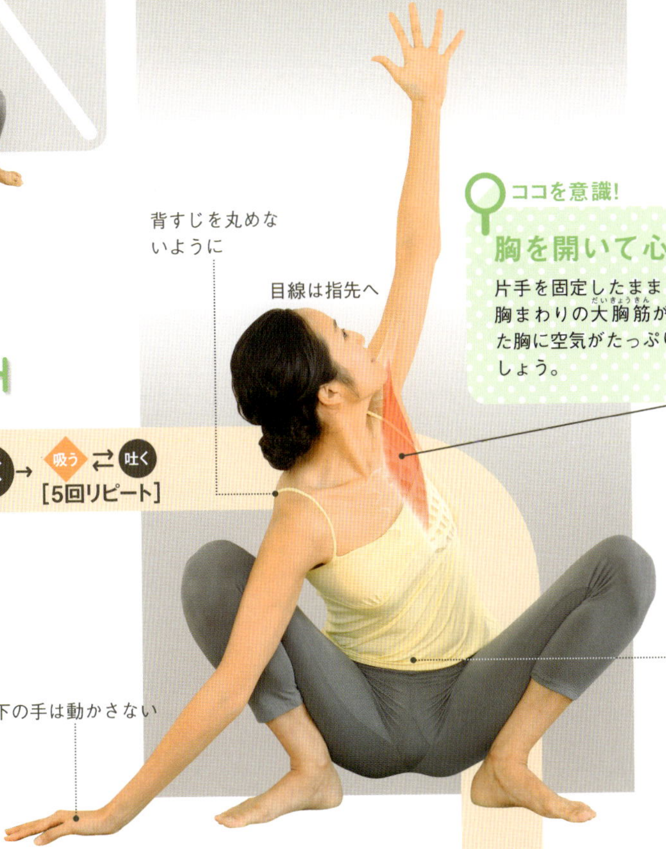
背すじを丸めないように
目線は指先へ
下の手は動かさない
腹筋に力を込めると腰が保護され、背すじを伸ばしやすくなる

ココを意識!

胸を開いて心地よく呼吸

片手を固定したままもう片方の手をあげることで、胸まわりの大胸筋《だいきょうきん》が伸びます。吸うときに、開いた胸に空気がたっぷり入ってくる心地よさを感じましょう。

片手をあげて胸を開く

一度息を吸って、吐きながら左手のひらを正面に向けてあげていきます。このとき腹筋に力を込めて目線は指先へ。上まであがったら呼吸をくり返しましょう。 反対側も同様に

つなぎのポーズ

仰向けになって脚や腕を休め、ポーズの余韻を味わいましょう。

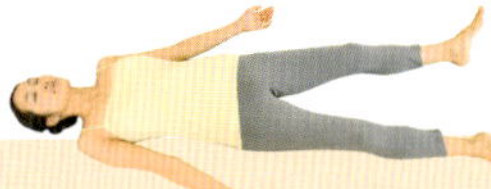

魚のポーズへ

6 新鮮な空気を取り込む

魚のポーズ

効果	目覚めに 呼吸が深くなる／全身が活性化／集中力アップ
	［そのほかのメリット］ 肩コリ解消／背中の引き締め／頭痛の解消

IMAGE

肺を魚の浮き袋に見立ててふくらませて

胸を反らせる際、魚が水中で浮力を得るためにもつ浮き袋をイメージ。浮き袋をふくらませるように、肺にたっぷり空気を取り込んで。

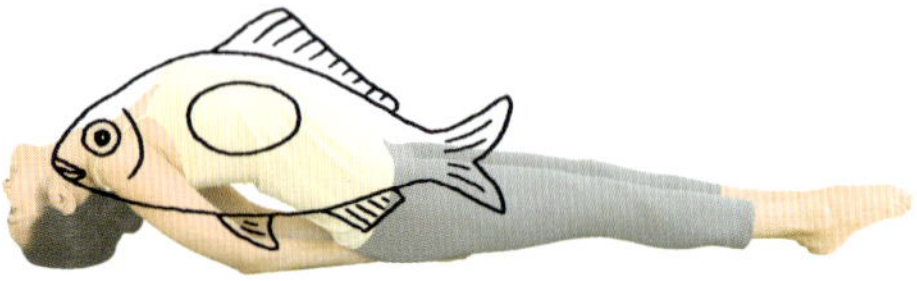

深い呼吸で体を活性化し 1日を元気にスタート！

仰向けの姿勢で胸を反らせるポーズ。頭を床につけ、胸部を反らすことで、首が伸びてのど（気道）が開き、さらに肋骨《ろっこつ》とともに肺が広がり呼吸が深まります。頭頂部の百会《ひゃくえ》のツボも刺激されて全身がスッキリ。集中力もアップするので、朝ヨガの締めくくりにおすすめのポーズです。

1 ［自然に呼吸］

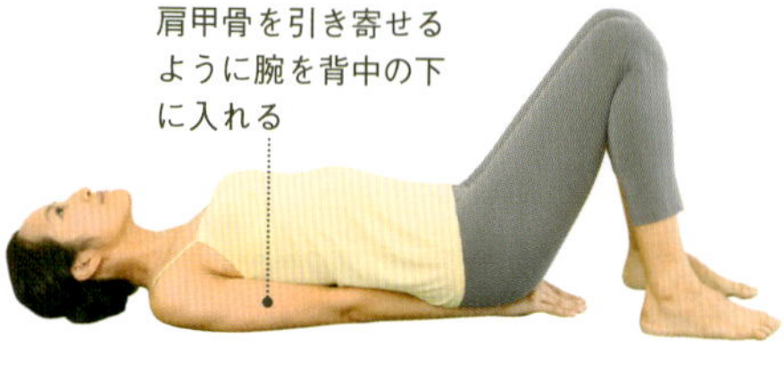
肩甲骨を引き寄せるように腕を背中の下に入れる

仰向けで腕を背中の下にしまう

仰向けになってひざを立て、腕を背中の下にしまい込みます。手の甲にお尻をのせ、手のひらは床に向けて。

2 吐く→吸う

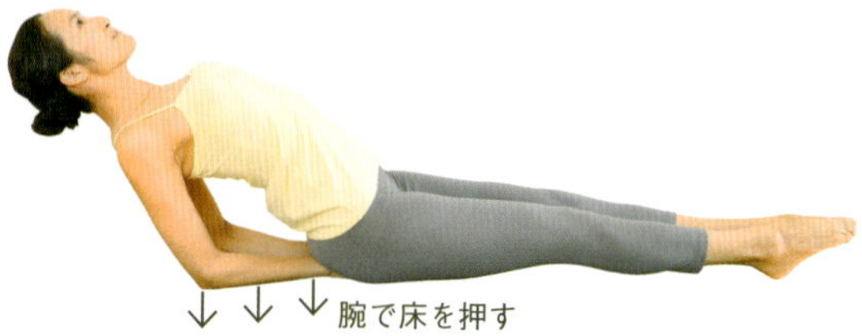
腕で床を押す

腕で床を押して上半身を起こす

つま先まで脚をまっすぐ伸ばして、一度息を吐き、吸いながら腕で床を押して上半身をもちあげます。肩や首の力は抜いて、ひじから手のひらにかけて力を込めて体重を支えましょう。

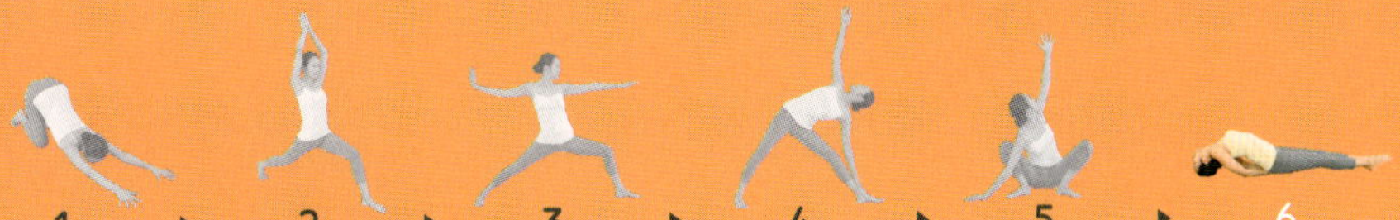
1
2
3
4
5
6

NG

腕の力が抜けると首を痛めるおそれが

腕で体重を支えないと、首への負担が大きくなり危険。首が横にねじれて不均等に体重がかかるのも、首を痛める原因になります。

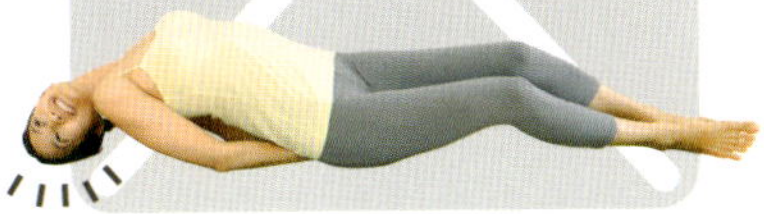

EASY

ひじを立てると体重を支えやすい

腕で上半身の体重を支えるのがつらい人は、ひじを立てて。このほうが、体重をラクに支えられます。

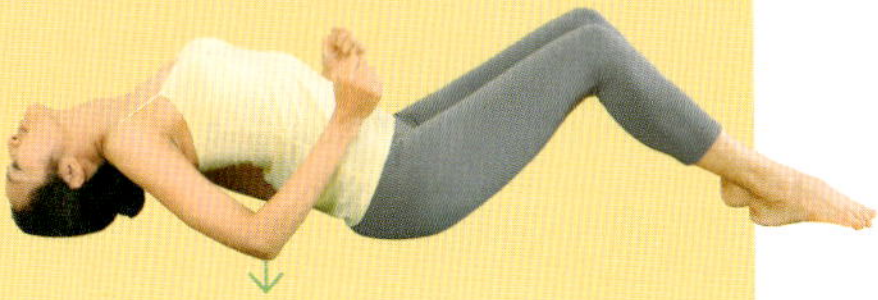

ココを意識!

胸から首が気もちよく伸びる

胸を引きあげて頭頂部を床につけることで、胸から首にかけてつく胸《きょう》鎖《さ》乳突筋《にゅうとつきん》が長く伸びているのを感じて。新鮮な空気を肺にたっぷりと呼び込んだときの心地よさを実感しましょう。

FINISH

3

吐く → 吸う ⇄ 吐く
[5回リピート]

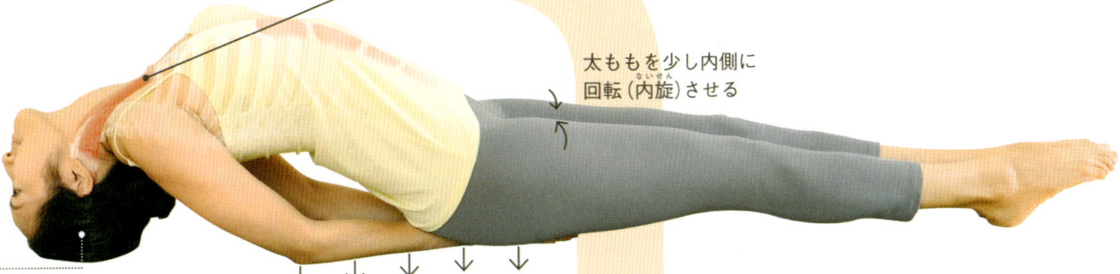
胸を天井に引きあげる
太ももを少し内側に
回転（内旋《ないせん》）させる
頭や首には体重をかけないこと。代わりに腕に力を込めて体重を支えるようにして
ひじから手のひらで床を押し続ける

胸を引きあげ頭を下ろす

一度息を吐き、吸いながら胸を引きあげ、頭頂部を床に下ろして呼吸をくり返しましょう。終えるときは、腕に体重を残したままあごを引いて頭をもちあげ、上半身を床に下ろして。

クールダウン

仰向けになり、肩甲骨の下に丸めたバスタオルを入れて数呼吸。胸を軽く開いた状態で休みます。

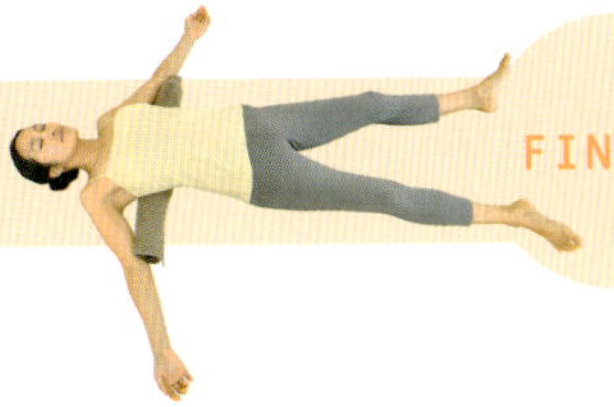

FINISH

Yoga Column 2

1日をハッピーにしてくれる朝ヨガ&朝ごはん

夜は早めに床《とこ》につき、朝は余裕をもって目覚める。特別なことはなにもしなくても、たったそれだけで体の基本的な機能が整いやすくなります。

早起きによって生まれる朝のゆとり時間は、ていねいに過ごして1日をスッキリと始めたいもの。ヨガと関わりの深いアーユルヴェーダでは、朝は心身の調子を整えるためにベストな時間帯とされています。排泄《はいせつ》や歯磨き、舌苔《ぜったい》取り、鼻うがい、白湯《さゆ》飲み、オイルマッサージなどのほか、軽く汗ばむくらいの運動もよいでしょう。

ヨガの効果がもっとも引き出されると言われるのも朝。週に何度かはぜひ、少し早起きして朝ヨガを行いましょう。時間がない日は、駅で電車を待っているあいだなどに深呼吸を。新鮮なエネルギーが体内に充満していく様子を思い浮かべながら深く呼吸をくり返すだけでも目覚めが促され、気分がスッキリするはずです。

朝ヨガのあとは、朝食をいただきましょう。このとき注意したいのは、食べすぎると消化器官に血液が集中し、頭に血がまわらずに気分が重くなってしまう点。体にいいと言われるヨーグルトや納豆も、鼻水やたんなど体内のねばねばした性質のものを増やすので、鼻の詰まりやすい人は控えましょう。

朝ごはんのポイントは①消化のよい②温かいものを③やや軽めの量、食べることです。外食が多い人は、野菜や海草などの酵素やミネラルを豊富に含む食べ物を朝食で意識的に摂《と》るように心がけましょう。また、前日に口にしたものが消化されず、胃がもたれているときは、無理に朝ごはんを食べなくてもOK。代わりに白湯(P.60参照)を飲み、食べたものが消化され、排泄されるのを待ちましょう。

[朝ごはんにおすすめの即席みそ汁]

私が出張先にいつも持参するのがみそ汁の材料。
湯に溶かして飲むだけで、ホッと落ち着きます!

〈用意するもの(4〜5杯分)〉 みそ 大さじ5、昆布粉・煮干し粉 各小さじ1、種を取った梅干し 1個、乾燥しょうが粉 小さじ1/4、乾燥わかめ(または切り干し大根)適量、保存容器 1個

〈つくり方〉

❶材料をすべて混ぜ、保存容器に入れて保存

❷食べるときは、お椀に1回分(大さじ1強)を入れ、熱湯を注ぐ。よく混ぜ、具がほぐれたら完成

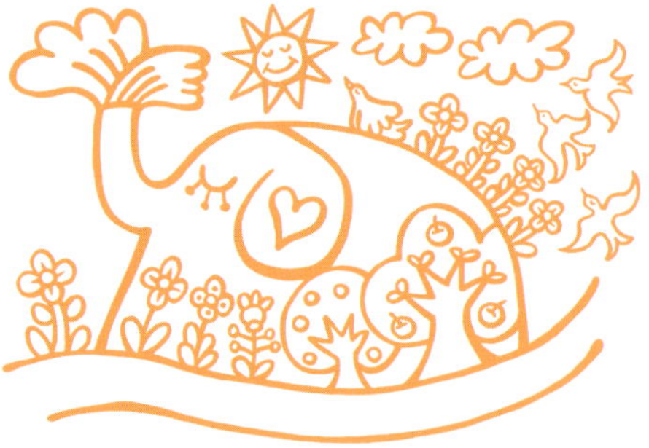

Program

2

不調を解消する
デトックスプログラム

運動不足などで滞りがちな血行を改善すれば、
体内のめぐりがよくなり気もちいい体に。
体内の毒素排泄を促し、不調知らずの体質をめざしましょう。

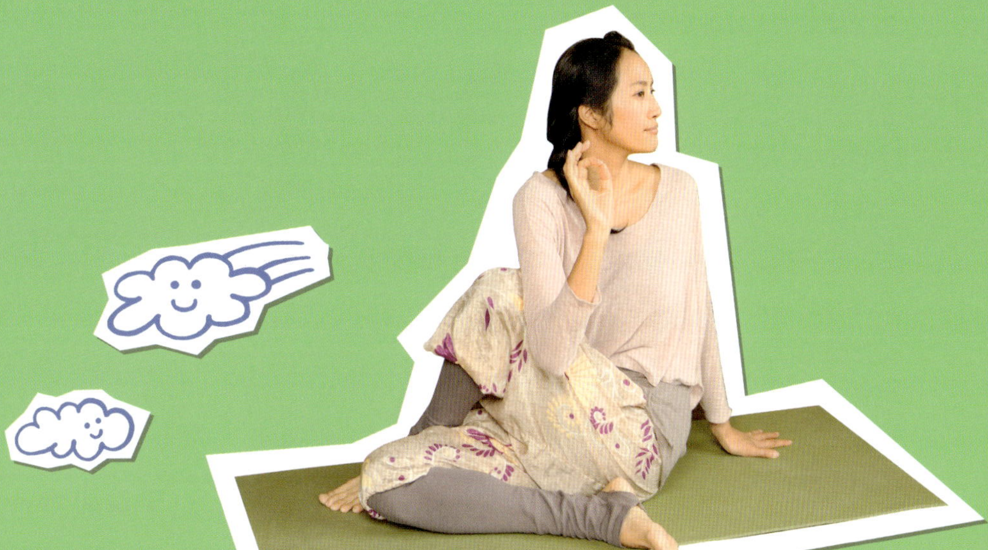

このプログラムのねらい

滞りを解消するポーズで毒素をスムーズに排泄！

体内の老廃物は、大便、尿、汗、吐く息の４つを通して排出されます。老廃物の流れが滞るということは、いわば室内が下水であふれかえっているような状態。ほうっておくとコリやだるさなど不調を引き起こすので、こまめにケアしたいものです。

老廃物は、全身をめぐる血管やリンパ管を通って肝臓や腎臓などの解毒器官に運ばれ、体外へ排泄《はいせつ》されます。この流れをスムーズにするには、心臓や筋肉の収縮によって起こるポンプの働きが大切。そのためにも、ヨガで体をほどよく動かすといいでしょう。

プログラム２では、滞りがちな血流に働きかけ、デトックスを促すポーズを集めました。全身を活性化させたり、コリやすい部位の血行を促したりするポーズのほか、「ワシのポーズ」や「ねじりのポーズ」などの体をしぼったりねじったりするポーズでは、終えた瞬間に血液がドッと流れ出す感覚が得られるはず。血流の変化を味わいながら、行いましょう。

START

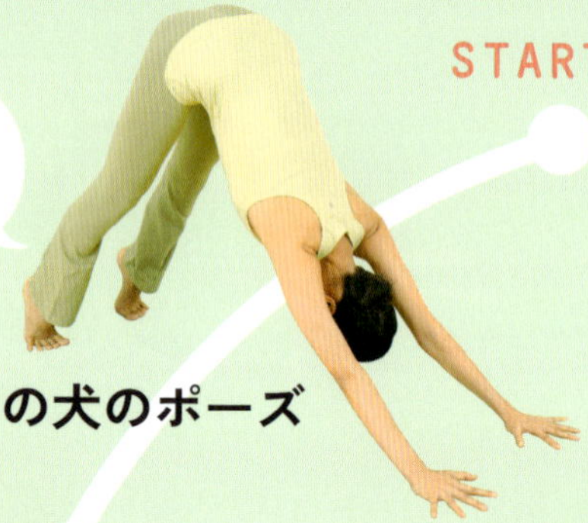
全身の血の
めぐりが
活性化

1 下向きの犬のポーズ

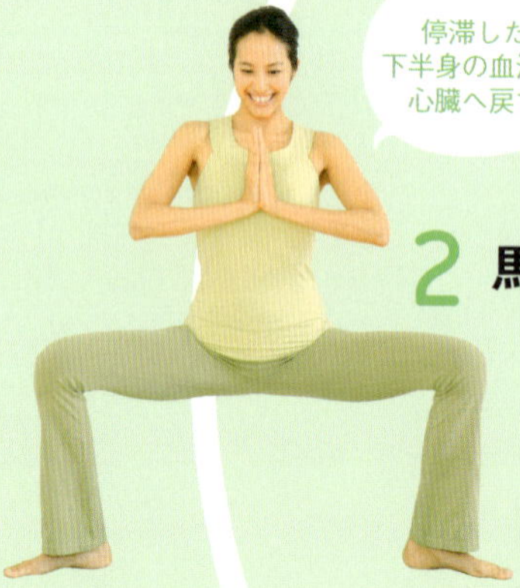
停滞した
下半身の血流を
心臓へ戻す

2 馬のポーズ

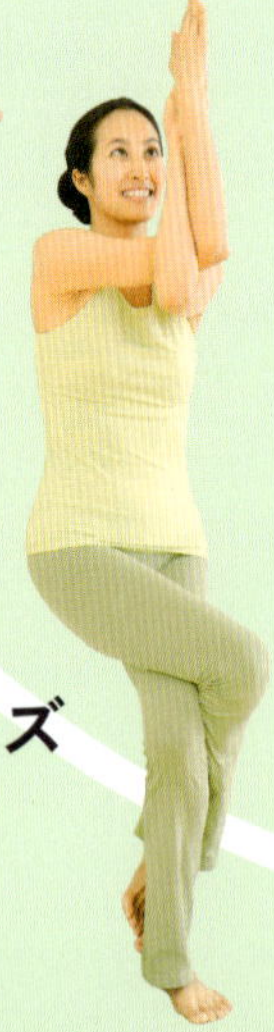
全身をしぼる
動きで
肩や背中の
コリがほぐれる

3 ワシのポーズ

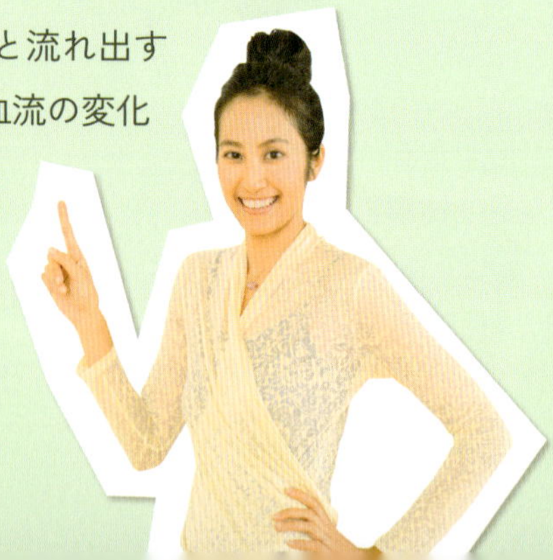

Program2を行うと……

- 全身の血行がよくなりデトックスできる
- コリやだるさなどの不調が解消する
- 排泄機能が高まりお通じがよくなる
- むくみにくい体になる

準備するもの……タオル（P.59で使用）

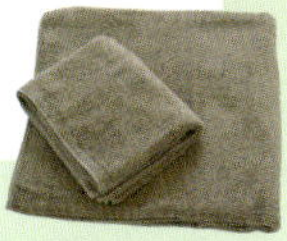

FINISH

腹部にたまった
ガスを抜いて
腸内デトックス

6 ガス抜きのポーズ

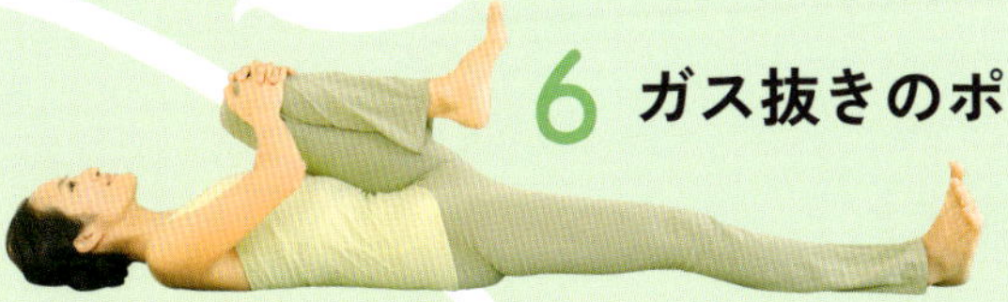

腹部をねじって
内臓の排泄機能
を高める

5 ねじりのポーズ

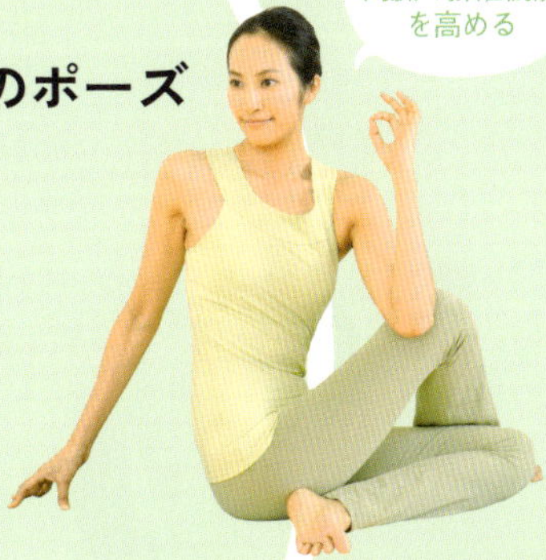

血流が滞りがちな部位に働きかけるポーズで、コリやだるさが解消しますよ！

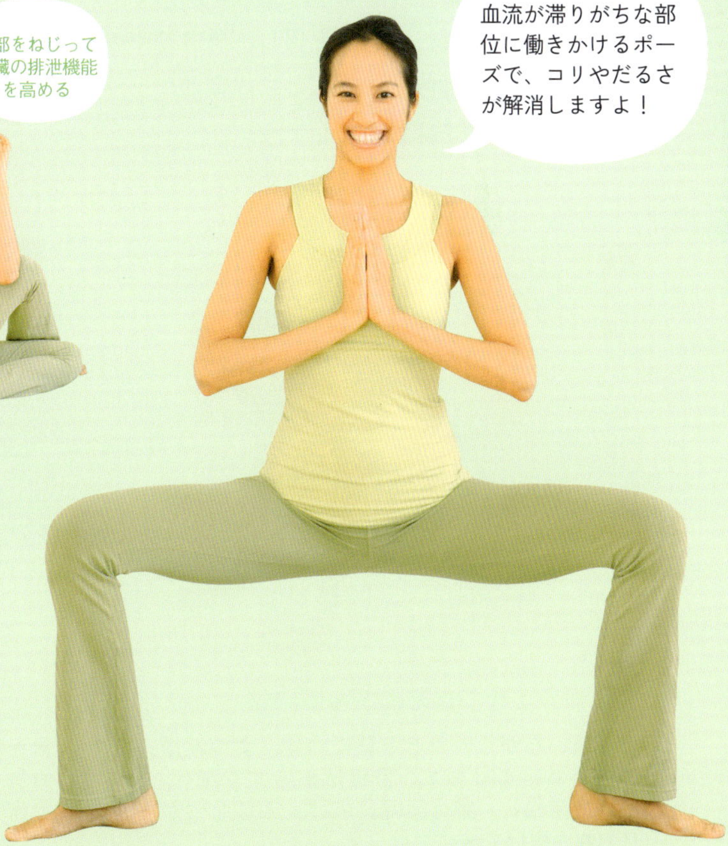

心のざわめき
が鎮《しず》まり、
頭がスッキリ!

4 ウサギのポーズ

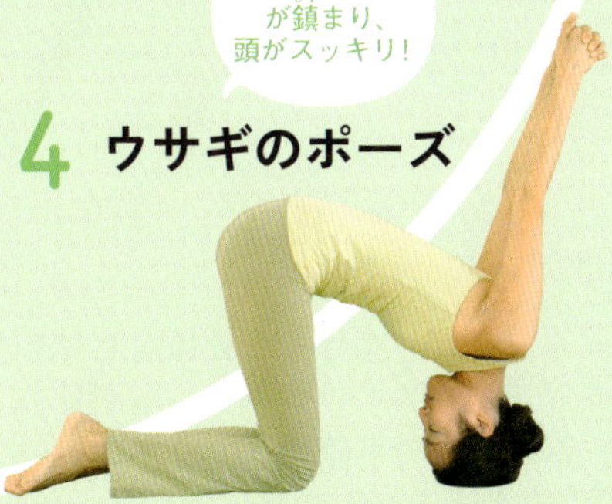

1 全身のめぐりを活性化

下向きの犬のポーズ

注意 腱鞘炎《けんしょうえん》の人は行わないこと

効果	デトックスに 全身の循環アップ／腰痛の緩和／肩コリの緩和	
	［そのほかのメリット］ 背中の引き締め／頭痛の解消	

IMAGE

犬が気もちよく
伸びをしているように

目覚めたての犬が気もちよさそうに伸びをするイメージで腕と脚を伸ばし、背中を反らして全身をほぐしましょう。

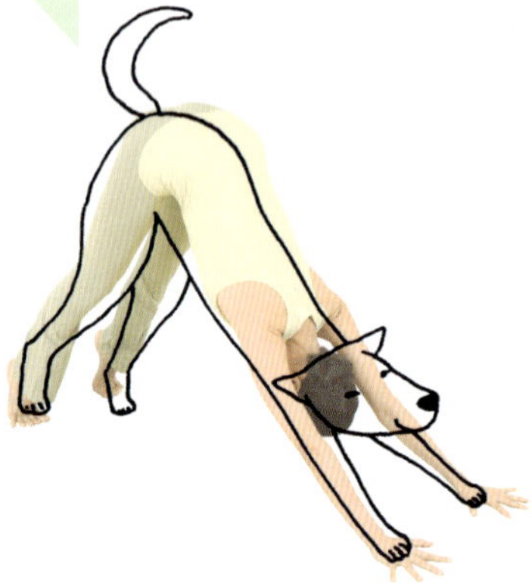

全身を気もちよく伸ばして血流促進＆コリ解消！

床に手をついてお尻を高くつきあげ、全身を伸ばすポーズ。上半身を軽く反らすことで、とくに背中や腰まわりが気もちよく伸びます。また、頭部を下げる姿勢は背中から頭部への血流を促し、肩コリや頭痛の解消にも効果的。呼吸をするごとに内臓がマッサージされるような感覚を味わいましょう。

1 吸う

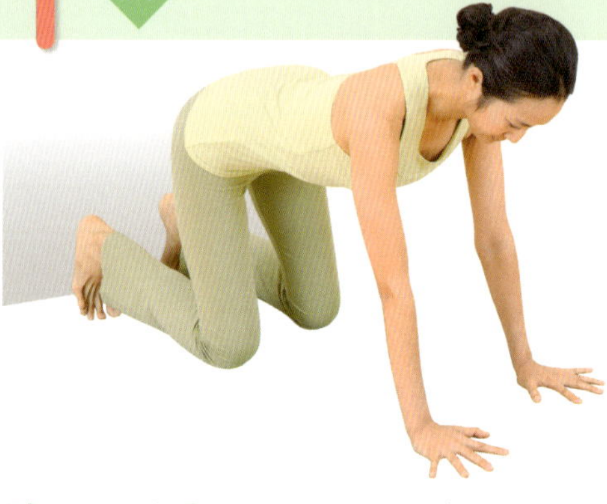

壁にかかとをつけてよつんばいに

息を吸いながらかかとを壁につけ、よつんばいの姿勢になります。目線はまっすぐ床へ。ひざは腰幅に、腕は肩幅に広げ、手はしっかりと指を広げて床につけます。

2 吐く

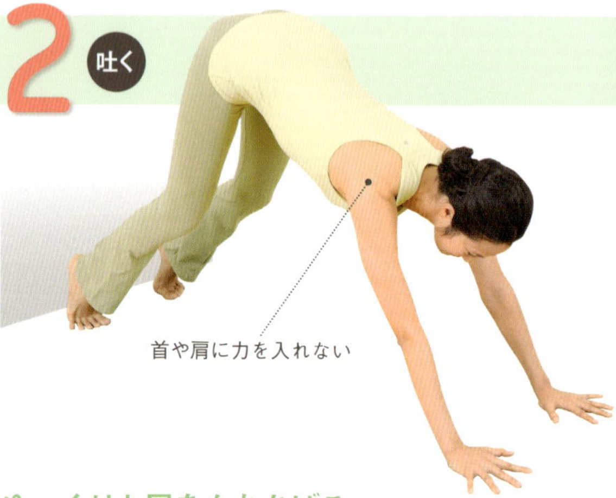

ゆっくりお尻をもちあげる

息を吐きながら、ひざを曲げたままゆっくりお尻をもちあげていきます。両手でしっかりと床を押し、首や肩の力は抜いて、下半身のほうに体重がかかるように。

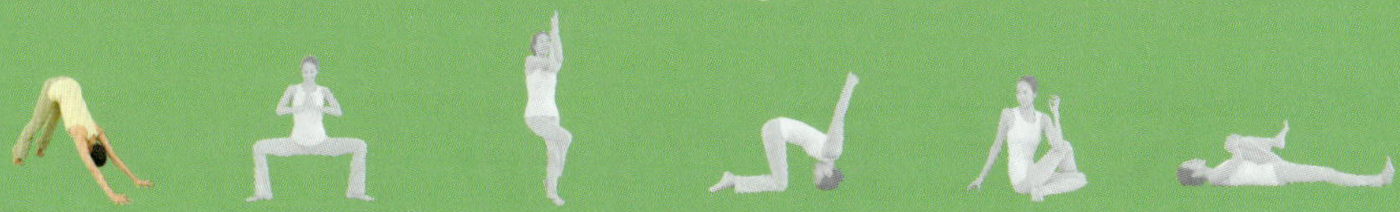

NG

お尻の穴が下を向くと伸びない

腰が丸まり、お尻の穴が下向きになると背中が伸びません。また、肩に体重がかかると背中が伸びないうえに、肩を痛めかねないので注意。

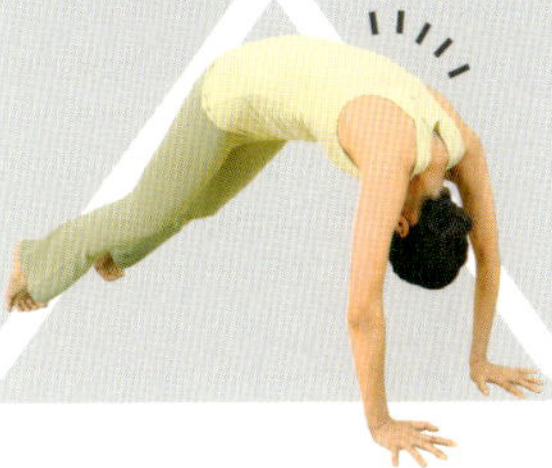

EASY

ひざを曲げると太ももの張りが取れる

太ももの裏側（ハムストリングス）が張ってつらい人は、ひざを曲げて行うとラク。かかとも無理に壁につけなくて OK。

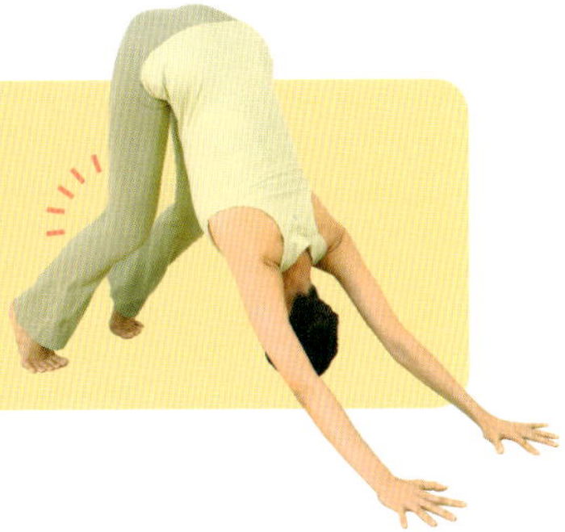

FINISH 3

吸う ⇄ 吐く
［5回リピート］

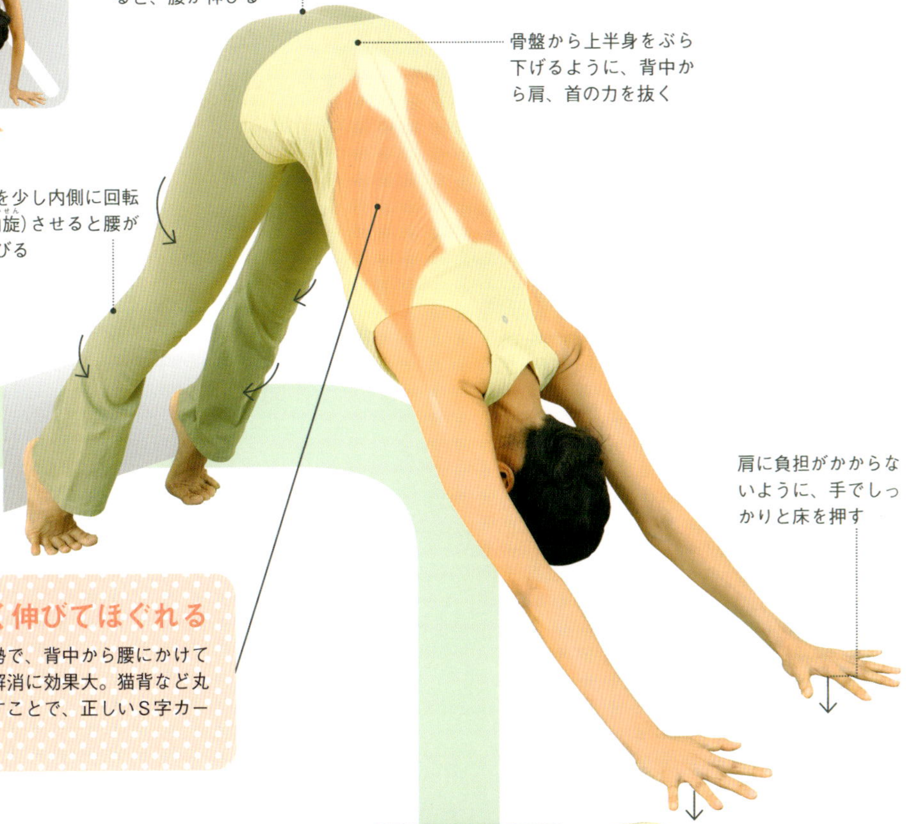

お尻の穴が上を向くように高くつきあげると、腰が伸びる

骨盤から上半身をぶら下げるように、背中から肩、首の力を抜く

脚を少し内側に回転（内旋《ないせん》）させると腰が伸びる

肩に負担がかからないように、手でしっかりと床を押す

ココを意識！

背中が気もちよく伸びてほぐれる

背中を反らして伸ばす姿勢で、背中から腰にかけてつく広背筋《こうはいきん》が伸び、コリ解消に効果大。猫背など丸くなりがちな背中を反らすことで、正しいS字カーブが導きます。

お尻を高くあげて背中を反らす

手でしっかりと床を押しながら、お尻がいちばん高い位置まであがったら、背中を軽く反らして伸ばします。そのままの姿勢で呼吸をくり返しましょう。

つなぎのポーズ

足を前に歩かせ、上半身の力を抜いて前屈を。脚の裏側や背中の張りをゆるめます。

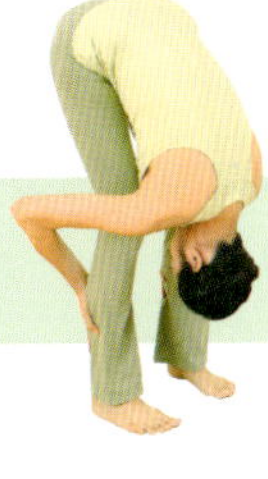

馬のポーズへ

2 下半身のデトックスを促す

馬のポーズ

注意 ひざに痛みがある人は行わないこと

効果	
	デトックスに 下半身の血流アップ／脚のむくみ軽減／便秘解消
	［そのほかのメリット］ 足腰の強化／股関節の柔軟性アップ／冷え解消

IMAGE

武道家が足腰を鍛え
精神統一しているように

押されてもビクともしないたくましい武道家になった気分で、足腰をどっしりと安定させ、精神を集中するイメージで行って。

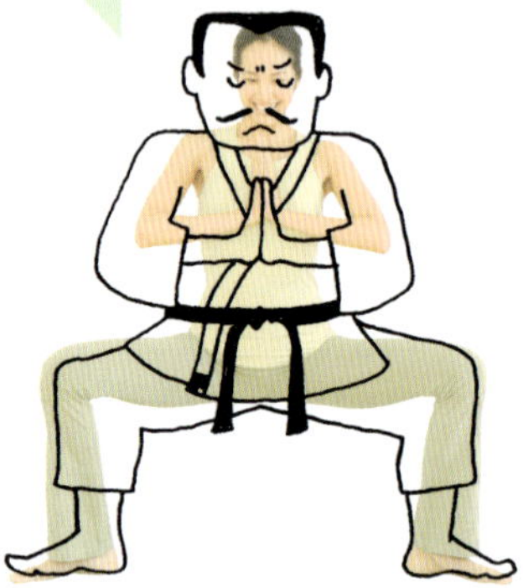

脚のつけ根をほぐして血液やリンパの滞りを解消！

スクワットの姿勢を保つために、下半身の筋力が必要になるポーズ。足腰の強化や股関節の柔軟性を高めるのに役立ちます。また、脚を大きく開くことで、脚のつけ根に集中するリンパ節がほぐれて下半身のめぐりがよくなり、むくみやだるさが解消。おもに下半身のデトックスが促されます。

1 吸う→吐く

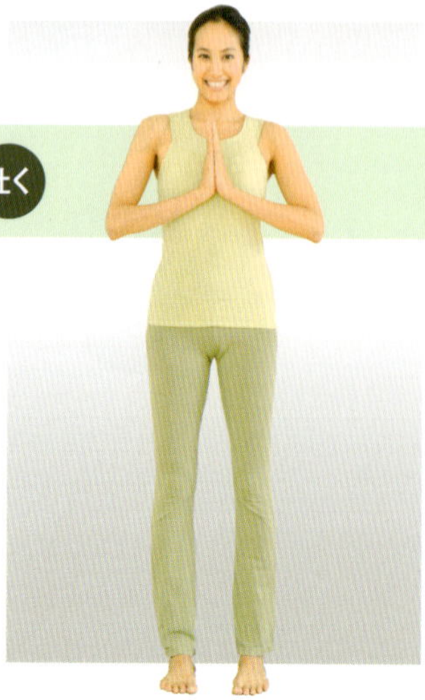

背中を壁につけて立つ

壁を背にして、直立します。背中は軽く壁に触れるぐらいに。この姿勢でひと呼吸。

2 吸う→吐く

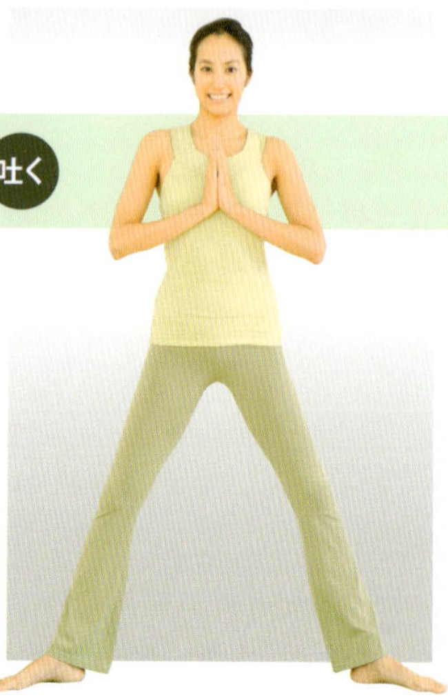

脚を肩幅に開きつま先を外側へ

息を吸いながら、足を左右に開いていきます。肩幅を越えたら、息を吐きながらつま先を外側に向けましょう。

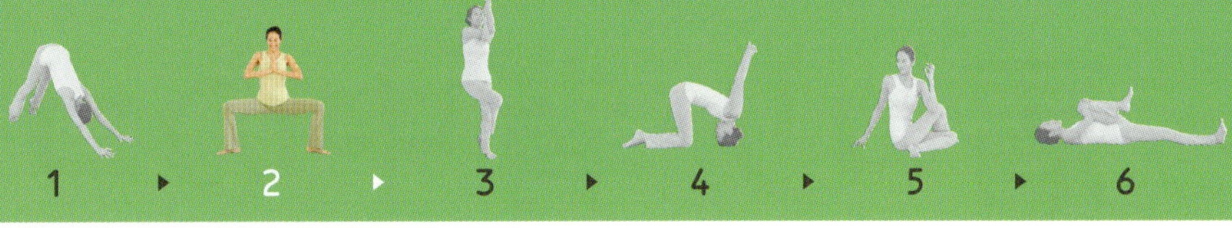

NG

つま先を開きすぎると不安定に

つま先を外側に向けすぎると、脚全体に力が入らず下半身が安定しません。背中や腰が壁から離れ、頭を前に出しすぎてもバランスが崩れるのでNG。

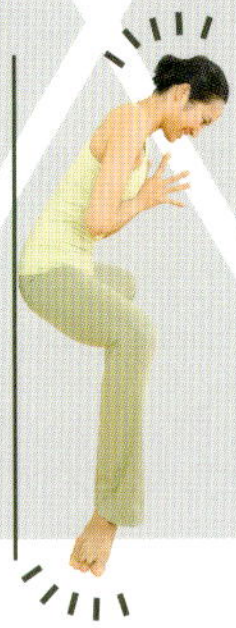

EASY

腰を浅く沈めると安定しやすい

ひざを軽く曲げて、腰を浅く沈めるとラク。下半身がグラつかず、気もちよくできる範囲で行いましょう。

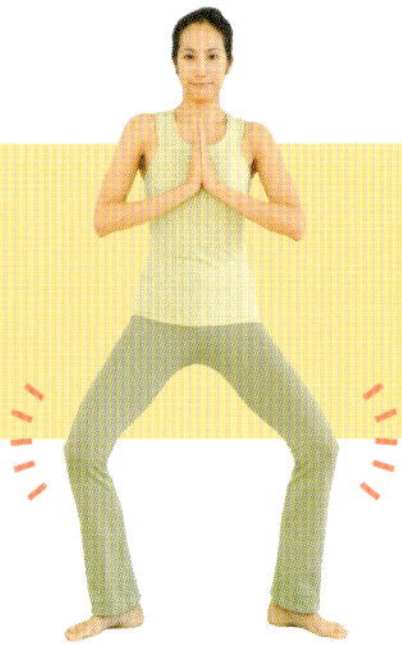

ココを意識!

内ももや股関節がほぐれる!

脚を大きく開くことで、とくに太ももの内側につく内転筋群《ないてんきんぐん》が強化されます。股関節まわりに多く集中するリンパ節もほぐれ、下半身全体のめぐりがよくなります。

FINISH

3

吸う → 吐く → 吸う ⇄ 吐く
[5回リピート]

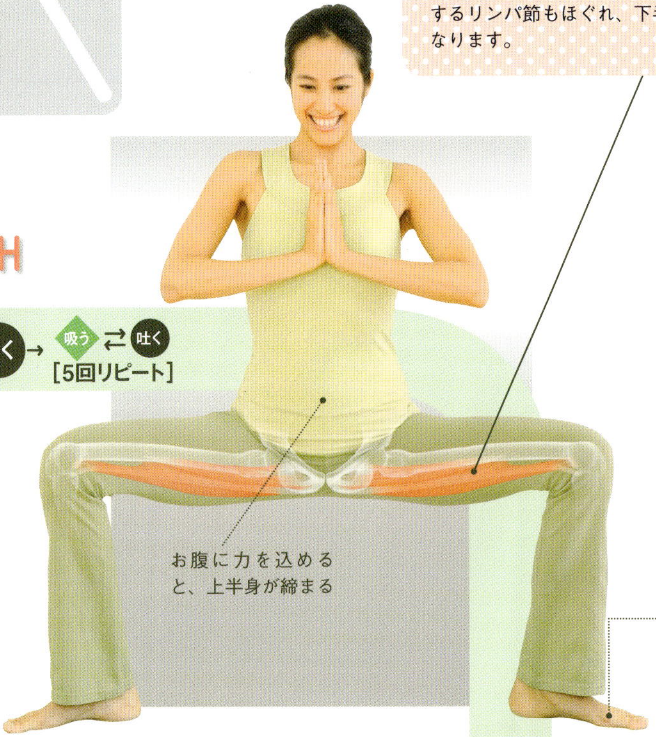

お腹に力を込めると、上半身が締まる

SIDE

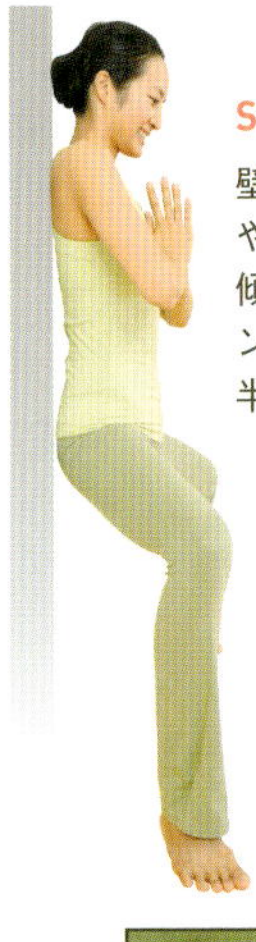

壁を使うことで背中や骨盤がねじれたり傾いたりせず、バランスを保ったまま上半身を沈められる

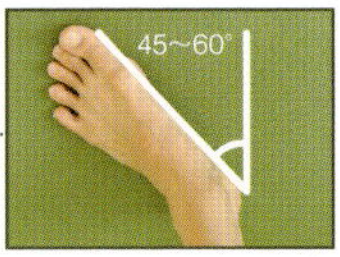

45 ～ 60° 外側に向けると安定する

スクワットの姿勢に

一度息を吸い、吐きながらひざを曲げて背中を壁につけたまま腰を沈めていきます。下がりきったところで、呼吸をくり返しましょう。

つなぎのポーズ

壁に軽くもたれかかって数呼吸。内ももの筋肉を使った余韻を味わいましょう。

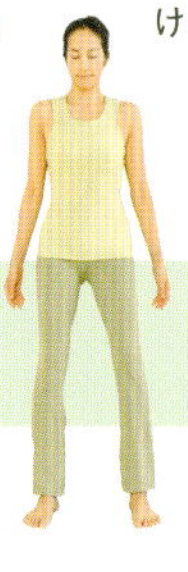

ワシのポーズへ

3 肩コリ・背中のコリをほぐす

ワシのポーズ

注意 ひざに痛みがある人は行わないこと

効果

デトックスに
肩コリ緩和／背中のコリ緩和／腰まわりの血流アップ

［そのほかのメリット］
体幹の強化／骨盤のゆるみ解消／ヒップアップ

しぼるポーズで血流が回復！ 老廃物が排泄されやすい体に

腕と腕、脚と脚をからませ、全身をしぼるポーズ。バランスを維持するのが難しいポーズですが、ここで紹介する壁を使うやり方ならかんたんです。終えたときに、血液がドッと流れ出す感覚を味わって。肩や背中のほか、腰まわりの血流もよくなり、老廃物の排出が促されます。

IMAGE

ふきんをキュッとしぼるように
ぬれたふきんをしぼるイメージで、全身をねじりましょう。しぼりきったあとは、清潔な水（血液）を吸い込める状態に。

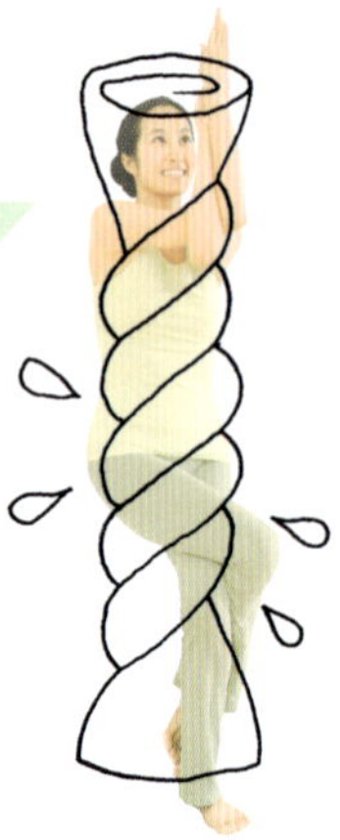

1 吸う→吐く

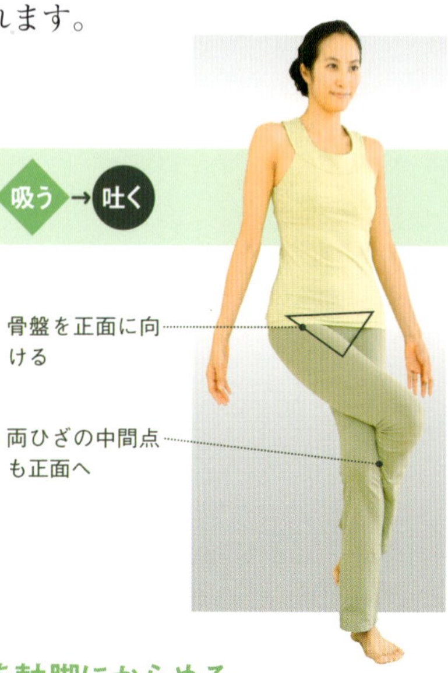

骨盤を正面に向ける
両ひざの中間点も正面へ

片脚を軸脚にからめる

壁を背にして立ち、ひざを軽く曲げます。息を吸いながら左脚に重心を移し、吐きながら右脚を太ももから左脚にからめて。お尻と背中は壁につけたまま行います。

2 吸う→吐く

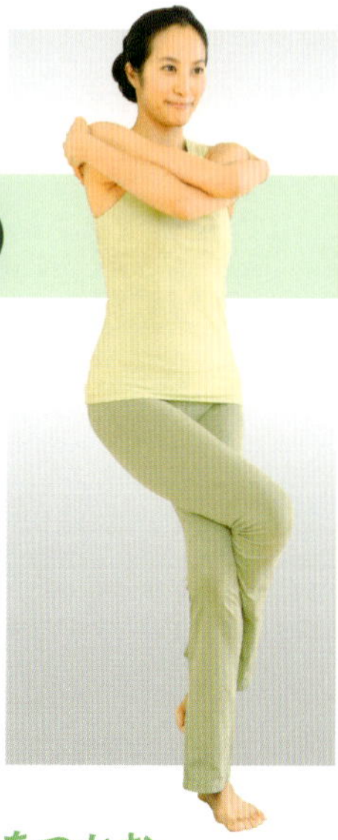

腕を交差させて肩をつかむ

息を吸いながら両手をあげ、吐きながら右腕が上になるように腕を交差させて、肩をつかみます。

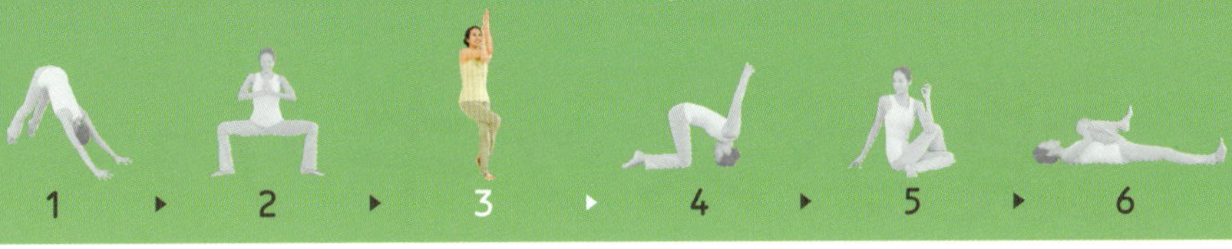
1
2
3
4
5
6

NG

骨盤がねじれるとケガの原因に！

ひざを正面に向けないと、骨盤がねじれてバランスが崩れ、靭《じん》帯《たい》などを痛める心配が。肩に力が入っても、呼吸が浅くなり気もちよく行えません。

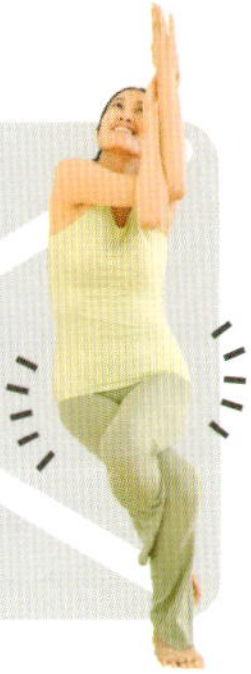

EASY

からめるほうのつま先を床につけても

軸脚にからめる脚のつま先を、床につけるとラク。手のひらを合わせるのがつらい人は、手の甲を合わせるだけでも。

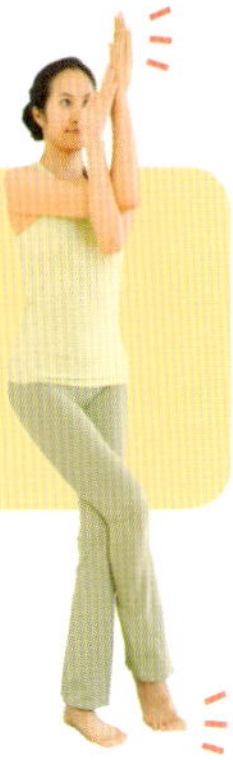

ココを意識!

背中を広げてコリをデトックス

体の前で両腕をからませることで、背中がしっかりと伸びます。とくに左右の肩甲骨の間隔が広がり、そこにつく僧帽筋《そうぼうきん》が伸ばされて肩や背中のコリ解消につながります。

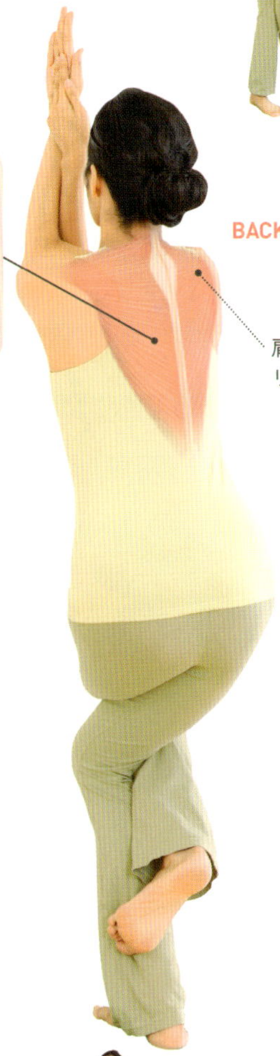
BACK
肩は力を抜いて
リラックス

FINISH

3

吸う → 吐く → 吸う ⇄ 吐く
[5回リピート]

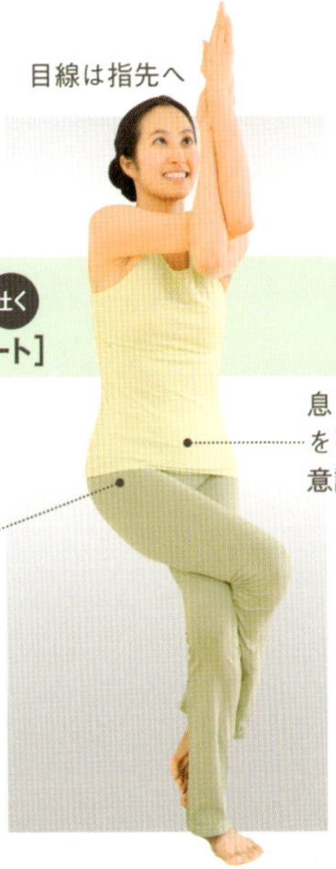
目線は指先へ
息を吐くときに腹筋
を引きあげるように
意識
骨盤がねじれない
ように

手を合わせてひじをあげる

息を吸いながら両手のひらを顔の前で合わせ、吐きながらひじを胸の高さまであげます。この状態で呼吸をくり返しましょう。

反対側も同様に ※やりにくい側を多めに行う

つなぎのポーズ

壁によりかかって数呼吸。腕や脚をほどいたあと、血流が戻ってくる感覚を味わいましょう。

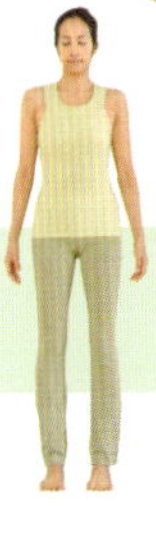

ウサギのポーズへ

4 頭がスッキリする

ウサギのポーズ

注意 首を痛めている人や、
目の病気がある人は行わないこと

効果

デトックスに
眼精疲労の緩和／首のコリ緩和／精神面のデトックス

［そのほかのメリット］
甲状腺の機能向上／呼吸が深まる／気分が明るくなる

IMAGE

**毒素が床に
抜けていくイメージで**

頭部にたまった疲労物質や精神的なモヤモヤが、頭頂部から抜けていくようなイメージで行いましょう。

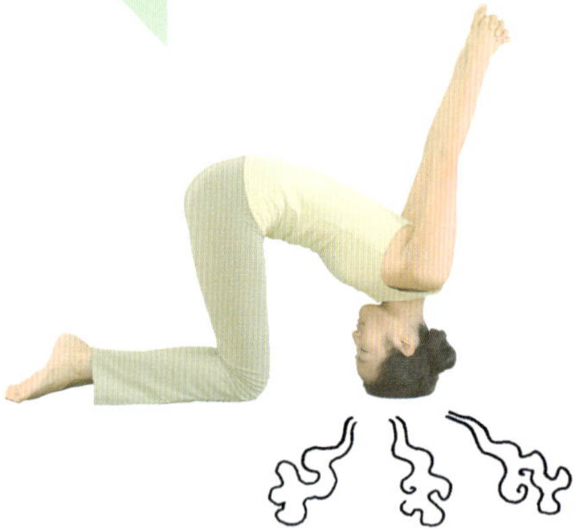

頭の重みを解放して 目や頭脳の疲れを解消

前屈して頭を床につけるポーズで、血液が頭部に集まり血流がアップします。それにより、目の疲れや頭脳労働による疲れ、精神的な疲労などが解消。頭の重さを床にあずけることで、首や肩の緊張もやわらぎ、コリ解消にも効果的です。

1 吸う → 吐く

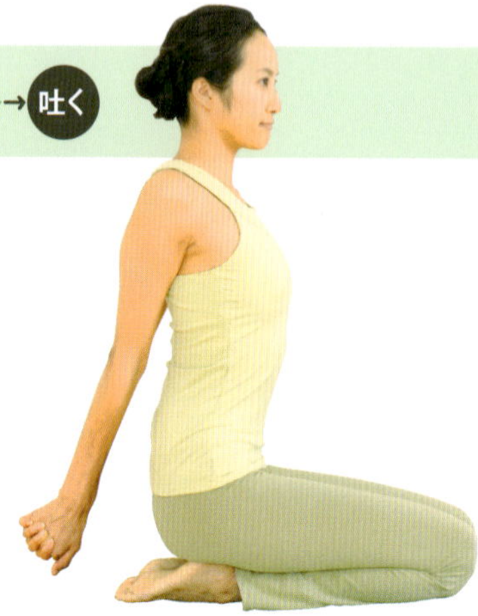

背中の後ろで手を組みひと呼吸

正座して、背中に手を回して組みます。胸を軽く反らしながら、ひと呼吸しましょう。

2 吸う → 吐く → 吸う → 吐く

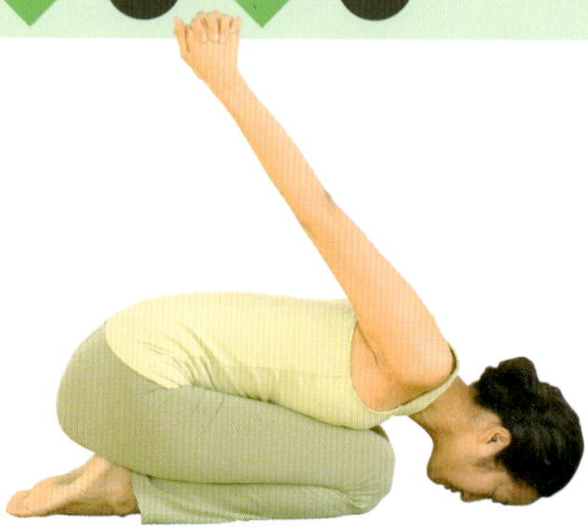

上半身を倒しておでこを床へ

一度息を吸って、吐きながらゆっくりと上半身を前に倒します。おでこが床についたら、ひと呼吸。

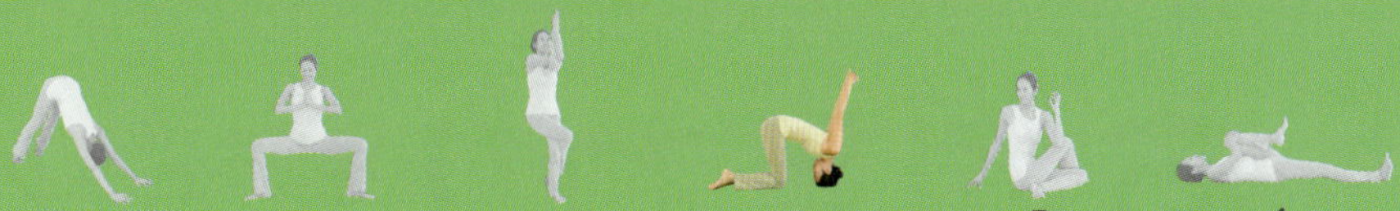
1
2
3
4
5
6

NG

首が詰まるとケガの原因に

頭頂部ではなくおでこを床につけて体重をかけると、首の後ろが詰まって負担に。首がねじれてしまうのも、痛める原因になります。

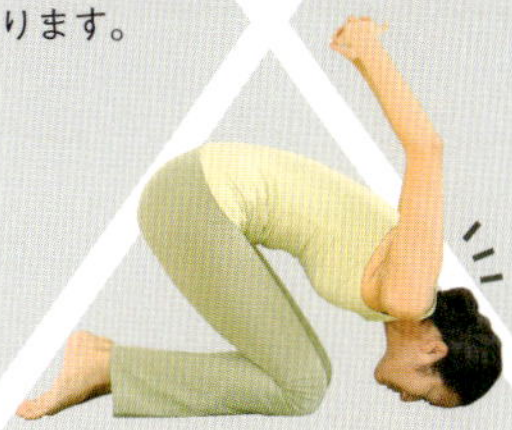

EASY

お尻をあげずに行うと首がラク

首がつらい人は無理をせず、2の姿勢で呼吸を５回くり返しましょう。

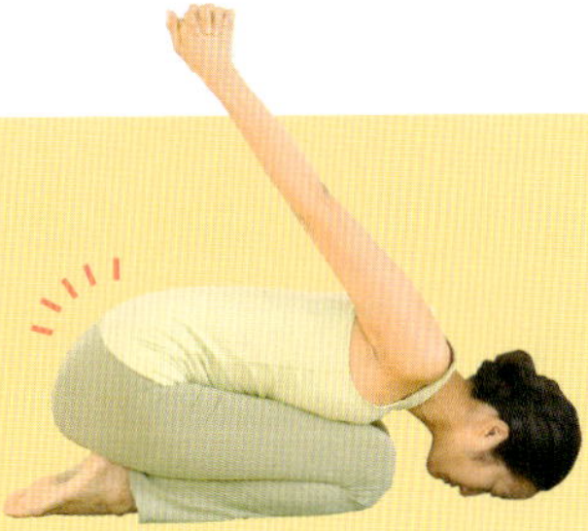

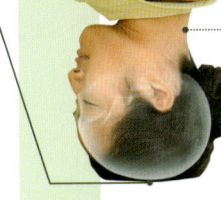

ココを意識!

頭頂部のツボを刺激して血行促進！

頭を床につけることで、頭頂部にある万能のツボ「百《ひゃく》会《え》」が刺激されて全身の血行が促されます。とくに頭部への血流がアップし、疲れがたまりがちな目のまわりや表情筋の緊張がゆるみます。

FINISH

3

吸う → 吐く → 吸う ⇄ 吐く
[5回リピート]

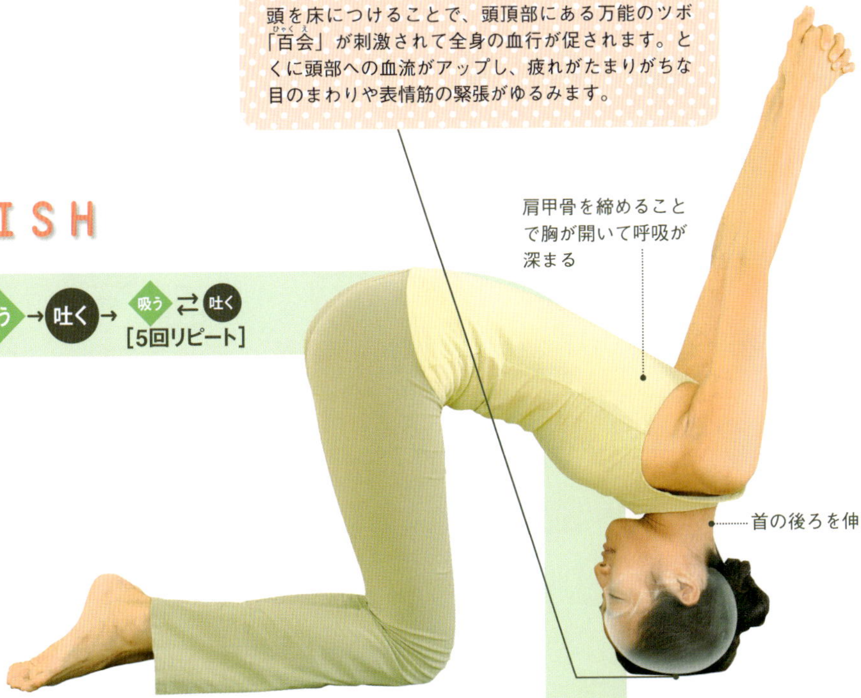
肩甲骨を締めることで胸が開いて呼吸が深まる
首の後ろを伸ばす

お尻をあげて頭頂部を床へ

一度息を吸って、吐きながらゆっくりとお尻をもちあげ、頭頂部に体重を移動させます。この姿勢で呼吸をくり返しましょう。

つなぎのポーズ

お尻を下ろし、組んだ腕に頭をのせてリラックス。

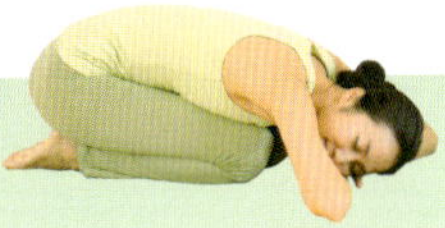

ねじりのポーズへ

5 お腹まわりをデトックス

DVD ねじりのポーズ

効果	デトックスに 代謝機能アップ／消化力アップ／便秘解消
	［そのほかのメリット］ ウエストの引き締め／腰痛の緩和／生理痛の緩和

IMAGE

巻かれていく
ソフトクリームのように

コーンの上にくるくるとソフトクリームが巻かれていくようなイメージで、背骨を下から上へねじりましょう。

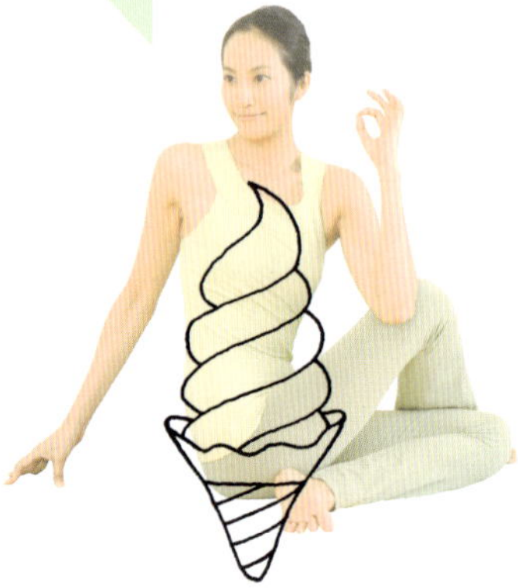

内と外からお腹まわりをほぐして排泄を促進！

座って体をねじるポーズ。わき腹の筋肉が刺激されるだけでなく、体をねじって深い呼吸を行うことで、腸や肝臓、腎臓といった臓器にもアプローチ。内臓が活性化されると、消化や代謝機能が高まり、老廃物の排《はい》泄《せつ》を促すメリットが。内と外の両方から、気もちよく腹部をほぐしましょう。

1 吸う→吐く

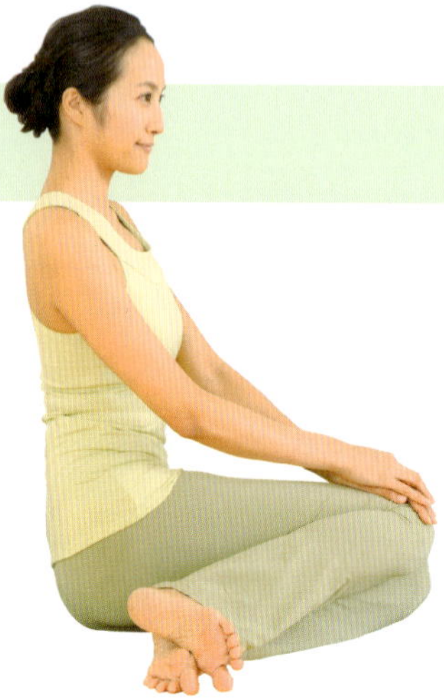

正座から横座りになる

正座からスタート。息を一度吸って、吐きながら両足を右側に出します。

2 吸う→吐く

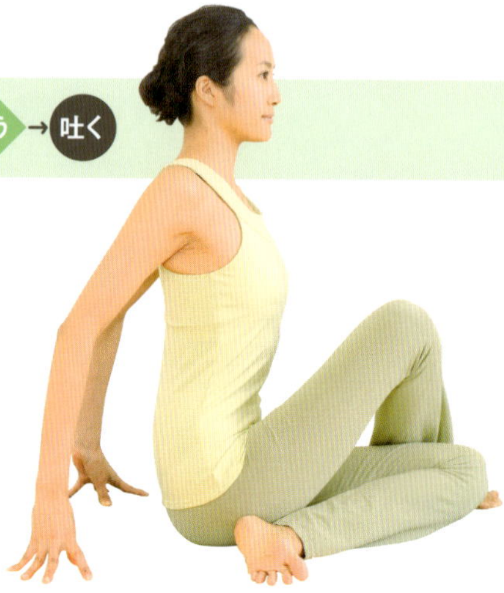

片ひざを立てて反対のひざ側へ

息を一度吸って、吐きながら右ひざを立てて、左ひざの外側に足をおきます。

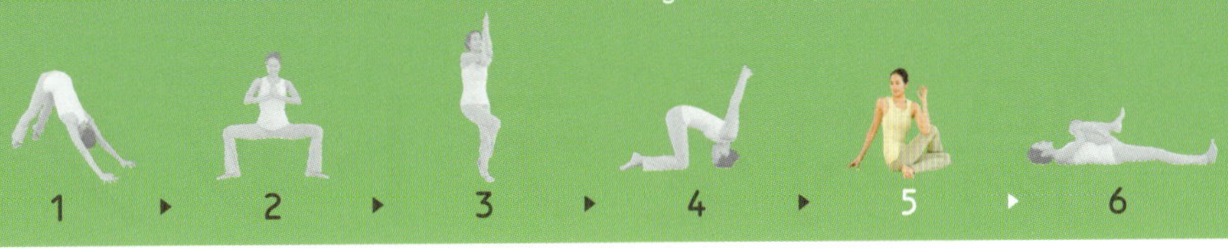

NG

お尻が倒れると効果的にねじれない

お尻が後ろに倒れ込んだ状態でねじると、お腹まわりが効果的に伸びません。目線だけ後ろに行き、上半身がねじれていない人も多いので注意。

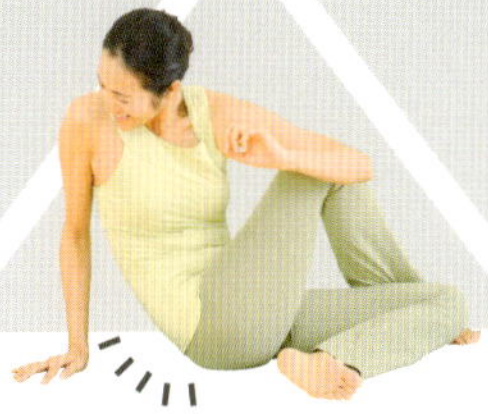

EASY

片脚を伸ばしてひざを抱えても

片脚を曲げて床につけるのがつらい人は、伸ばしてもOK。立てた脚は、ひざを片腕で抱えるようにするとラク。

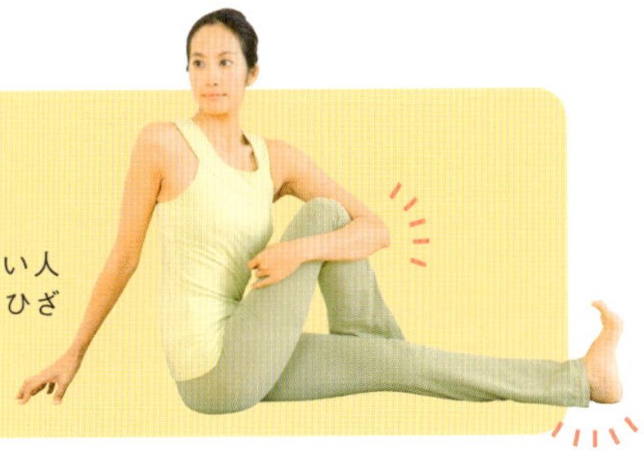

ココを意識!

ねじる動きでわき腹や内臓を刺激

上半身をねじるとわき腹に斜めにつく腹斜筋《ふくしゃきん》が刺激されます。体をねじったまま深く呼吸をすることで、腹部の臓器が気もちよくほぐれていく感覚を味わいましょう。ウエストのくびれづくりにも有効。

FINISH

3

吸う → 吐く → 吸う ⇄ 吐く
[5回リピート]

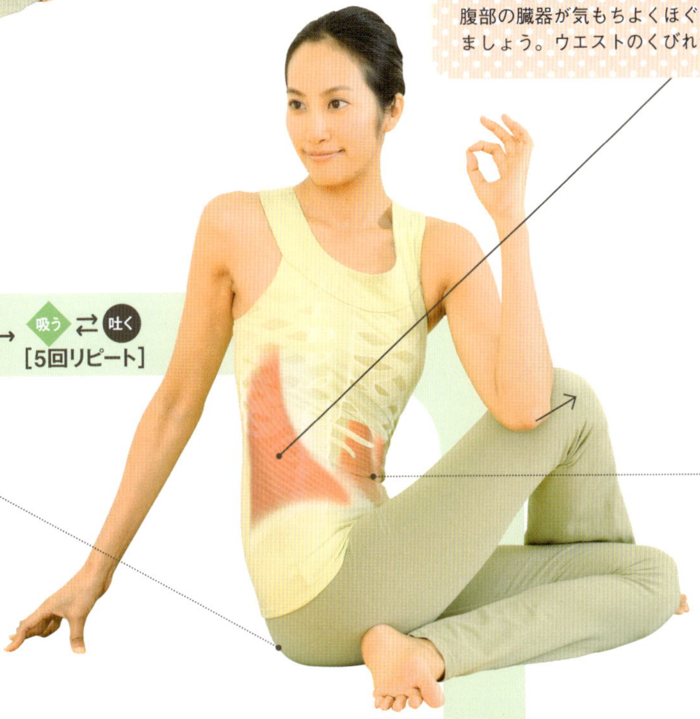

おへその裏あたりを基点に、背骨を下から上へひとつずつ順番にねじっていくように

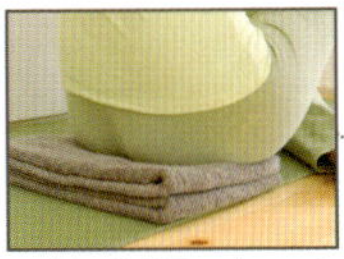

骨盤が前傾しないように。お尻が浮くと骨盤が傾くので、浮いてしまう人はバスタオルなどですき間を埋めるようにして

上半身をねじり目線を後ろへ

一度息を吸い、吐きながら上半身を右側にねじります。左ひじで右ひざを押すように。首もねじり目線を後ろのほうへ向けて。そのまま呼吸をくり返します。

→反対側も同様に

つなぎのポーズ

ひざを軽く曲げて座り、親指を目頭にあて、頭の重みをのせて休憩。余韻を味わって。

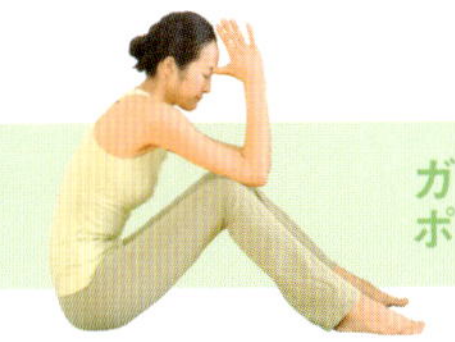

ガス抜きのポーズへ

6 腸内をデトックス

ガス抜きのポーズ

DVD

効果	デトックスに 便秘解消／消化機能向上／脚のむくみ解消
	［そのほかのメリット］ 生理痛の緩和／神経をリラックス／股関節の柔軟性アップ

IMAGE

呼吸で体内を洗浄するイメージで

息を吸うときに体内に光を取り込み、その光で腸内を洗浄するようなイメージ。吐く息で、毒素やストレスを体の外に捨てて。

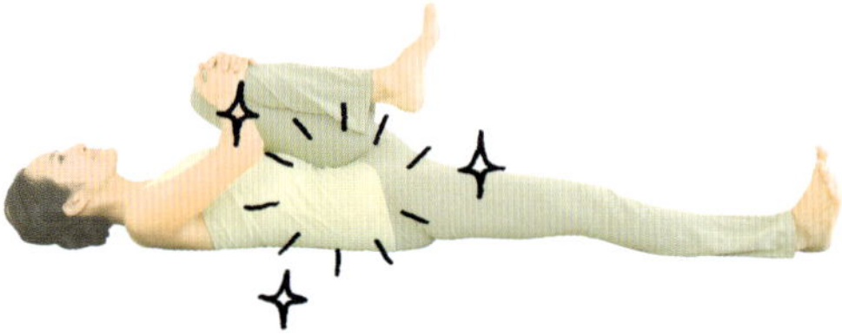

呼吸による腸マッサージでお腹の元気を復活！

お腹が張る、ゴロゴロ鳴る、便秘ぎみ……など、お腹のトラブルが気になる人にぴったりのポーズ。太ももでお腹を圧迫しながらゆったりと深い呼吸をくり返すことで腸が刺激され、消化や排泄《はいせつ》機能が高まります。また、股関節まわりの血行が促され、下半身のむくみや疲れも解消。生理中にもおすすめのポーズです。

1 吸う→吐く

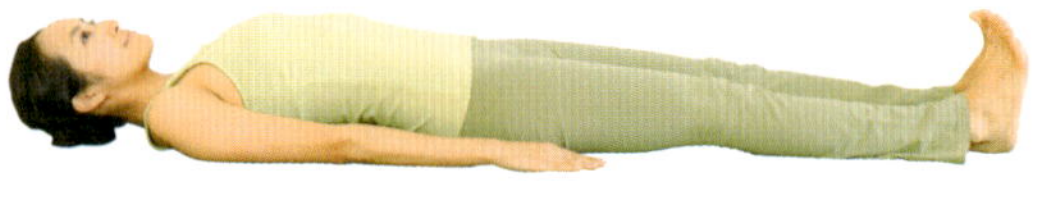

仰向けでひと呼吸する

手のひらを床に向けて仰向けになり、ひと呼吸します。

2 吸う→吐く

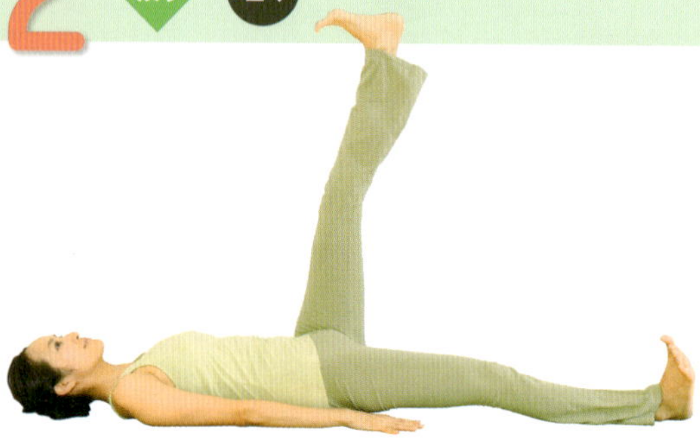

片脚をあげる

一度息を吸い、吐きながら左脚をまっすぐあげていきます。

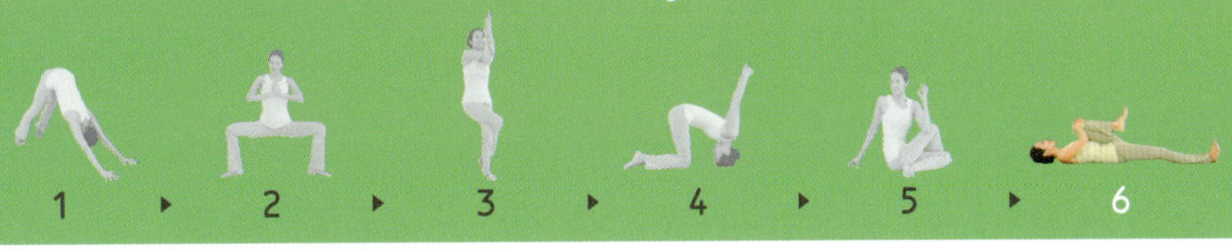
1
2
3
4
5
6

NG

肩が力むと呼吸が浅くなる

肩に力が入って床から浮くと、上半身が緊張して呼吸が浅くなってしまいます。太ももを引き寄せる腕に力が入りすぎるのも同じ理由でNG。

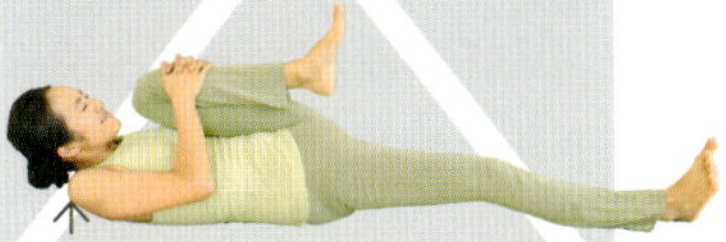

EASY

片ひざを立てると腰の張りが取れてラク

腰が張ってつらい人は、片ひざを立てて行うとラク。腰の緊張がやわらぎ、深い呼吸も行いやすくなります。

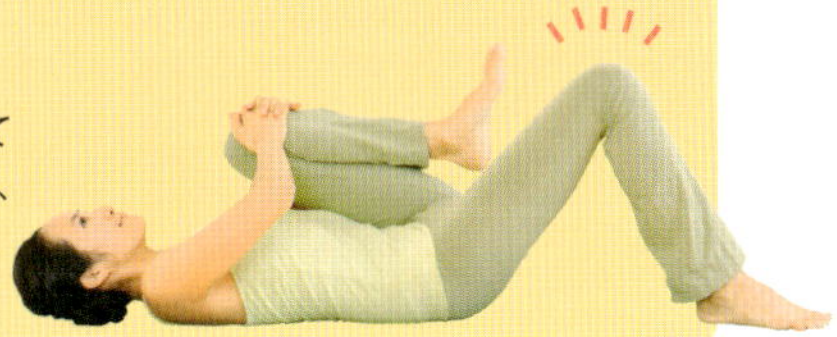

ココを意識!

呼吸で内側からマッサージ

太ももをお腹に密着させることで、内臓を圧迫。そのまま呼吸をくり返すことで、体の内側をマッサージするような効果が得られます。ひと息ごとに臓器が活性化していくのを感じましょう。

FINISH

3　吸う → 吐く → 吸う ⇄ 吐く ［5回リピート］

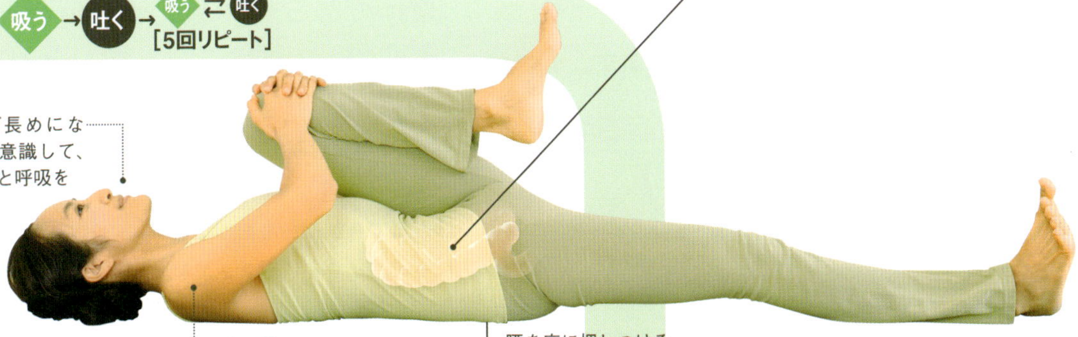
ひと息が長めになるように意識して、ゆっくりと呼吸を
肩の力を抜いてリラックス
腰を床に押しつける

太ももを体に引き寄せる

一度息を吸い、吐きながらひざを曲げ、太ももを体に密着させるようにして、両手で引き寄せます。この姿勢で呼吸をくり返しましょう。

クールダウン

腰からお尻にかけてたたんだバスタオルを敷き、腰の張りをやわらげながら呼吸して。

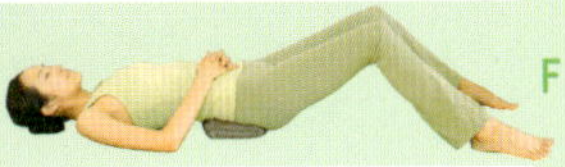

FINISH

Yoga Column 3

デトックスを促す白湯で心身がスッキリ！

ヨガの哲学では、必要以上にものをほしがることを慎む姿勢（ヨガ用語で「アパリグラハ」）を大切にしています。

たとえば、消化力に見合わないほどたくさん食べたり、限界を超えてお酒を飲んだり、自分が対応できる以上の約束を詰め込んだり……。必要なものが「足りない」ことから不調が起きるよりも、必要以上になにかを「しすぎる」ことで心身に不調が生じるケースのほうが、現代は多いのではないでしょうか。

そんな現代人に必要とされるのが「デトックス」です。本書のデトックスのためのヨガプログラムを行うことに加え、生活のなかでおすすめしたいのが、毎朝コップ１杯の白湯《さゆ》を飲むことです。

体温よりやや温かい白湯を飲むと、口から肛門《こうもん》までの消化管にこびりついた「消化しきれなかったカス」が押し流されます。このカスは、放置されたままだと腐敗して流れを妨げる原因に。これがさまざまな不調を引き起こすと考えられているため、水道管の掃除をするように、白湯を使ってこまめに消化管をきれいにするといいのです。

白湯飲みを毎朝続けると、消化能力が整い、便秘や頭痛の解消、冷えの緩和などにも効果があります。なにより、毎朝、ゆっくりていねいに淹《い》れた白湯を飲むひとときは、その日の「わたし」を整える貴重な時間になるようにも感じます。

デトックスには、ふだんの食事をよくかんでいただくことも大切。内臓を休めるために、夕食を軽めに済ますのもおすすめです。

また、いつも慌ただしく生活している人は、意識的に予定を詰め込みすぎない日や、携帯電話やパソコンから離れて神経を休める時間をつくり、心のデトックスも図りましょう。

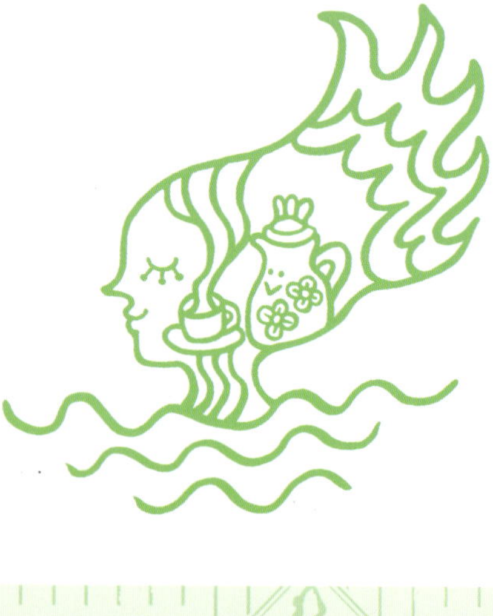

［毎朝飲みたい白湯のつくり方］

つくり方はとってもかんたん！
忙しい人にも実践しやすいデトックス法です。

〈用意するもの〉やかん １個、新鮮な水 適量

〈つくり方〉

❶やかんに水を入れ、やかんのふたをせずに火にかける
❷沸騰したら、ゴボゴボと煮立てながら、数分間沸かし続ける
❸コップに移し、飲める程度まで温度が下がったら飲む

Program

3

美しいボディラインをつくる引き締めプログラム

気になるボディラインも適度に筋肉を強化すれば引き締まります。
コア(体幹)にも働きかけ、ボディラインを根本から整えましょう。

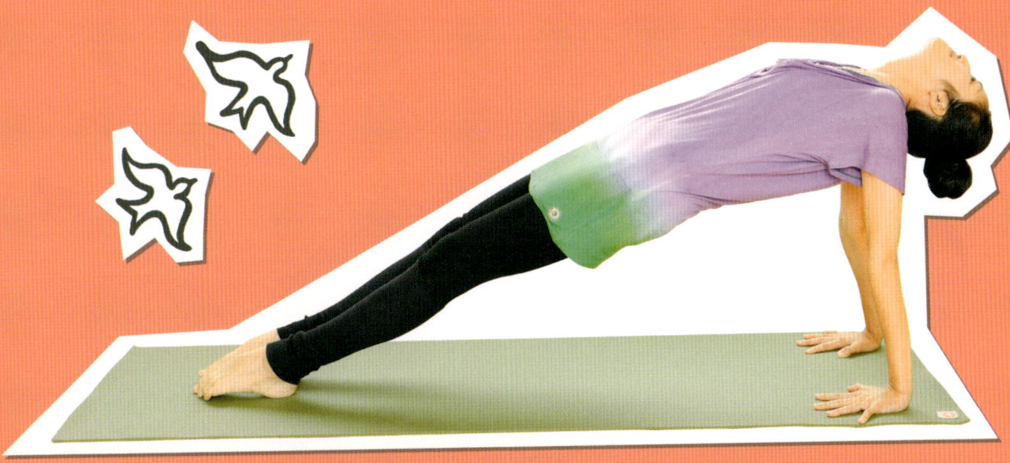

このプログラムのねらい

部位別に引き締めるポーズで美しいボディラインに！

加齢に伴いボディラインが変化するのは、自然なこと。できれば矯正下着などで外側からラインを整えるのではなく、内側から本物の美しいラインを手に入れたいものですね。

プログラム３でめざすのは、ねらった部位を刺激して適度な筋肉をつけ、いわば“筋肉のコルセット”を身につけることです。また、ラインを整えるために大切な体幹を強化するポーズも盛り込みました。体幹が整うと体の中心軸がピンと通り、「ふにゃふにゃした印象」から「凛《りん》とした印象」に変化します。

プログラムの前半は脚やヒップなど、おもに下半身を引き締めるポーズからスタート。後半にかけて、コアの強さとバランス感覚が求められる「一本脚の猫のポーズ」や「船のポーズ」などのやりがいのあるポーズが登場します。どれもシンプルに見えて、じつは高い効果が期待できるポーズばかり。キープする時間や回数を徐々に増やして、筋肉に働きかけていきましょう。

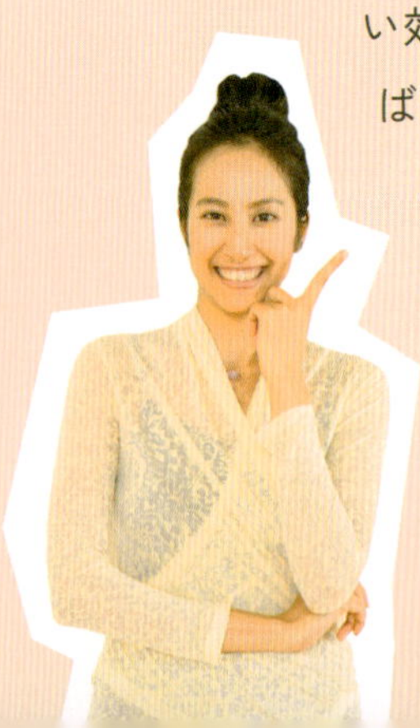

START

1 勇者のポーズ3

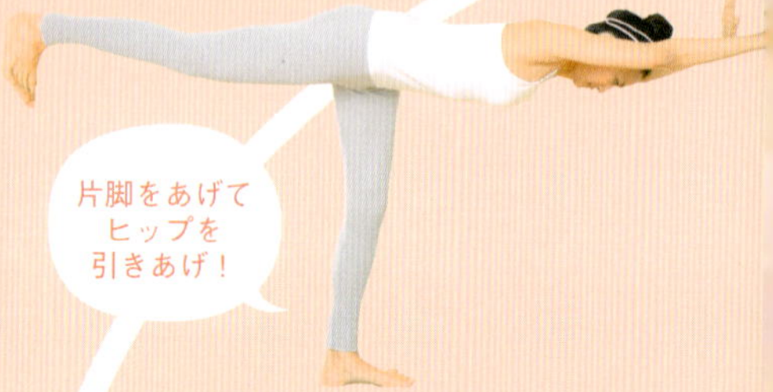
片脚をあげて
ヒップを
引きあげ！

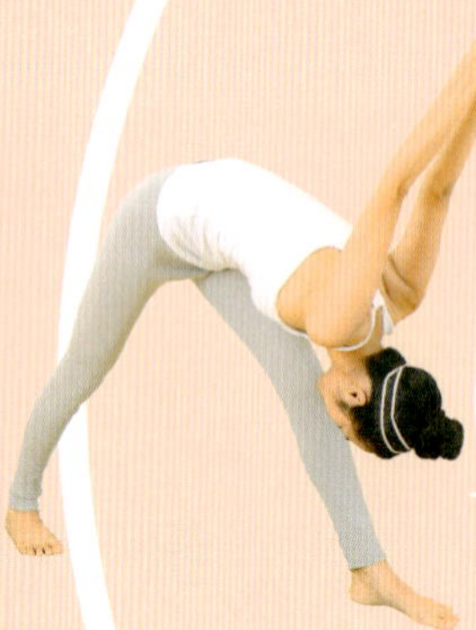
引き締まった
ふくらはぎに

2 ピラミッドのポーズ

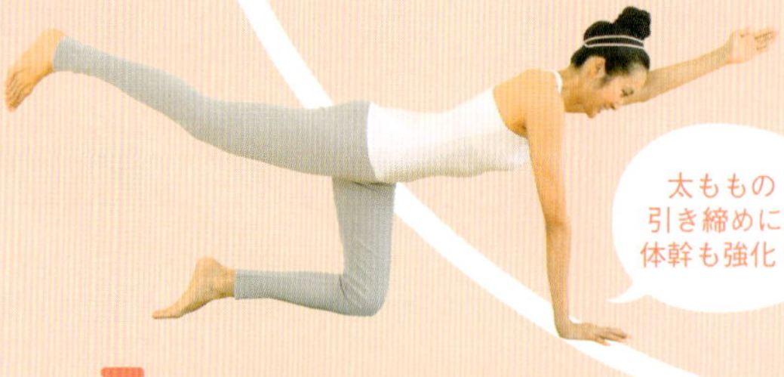
太ももの
引き締めに。
体幹も強化！

3 一本脚の猫のポーズ

Program3を行うと……

- 気になる部位を引き締められる
- 全身のボディラインがきれいに
- 体幹が強化されて姿勢が美しくなる
- 続けることでスタイルをキープできる

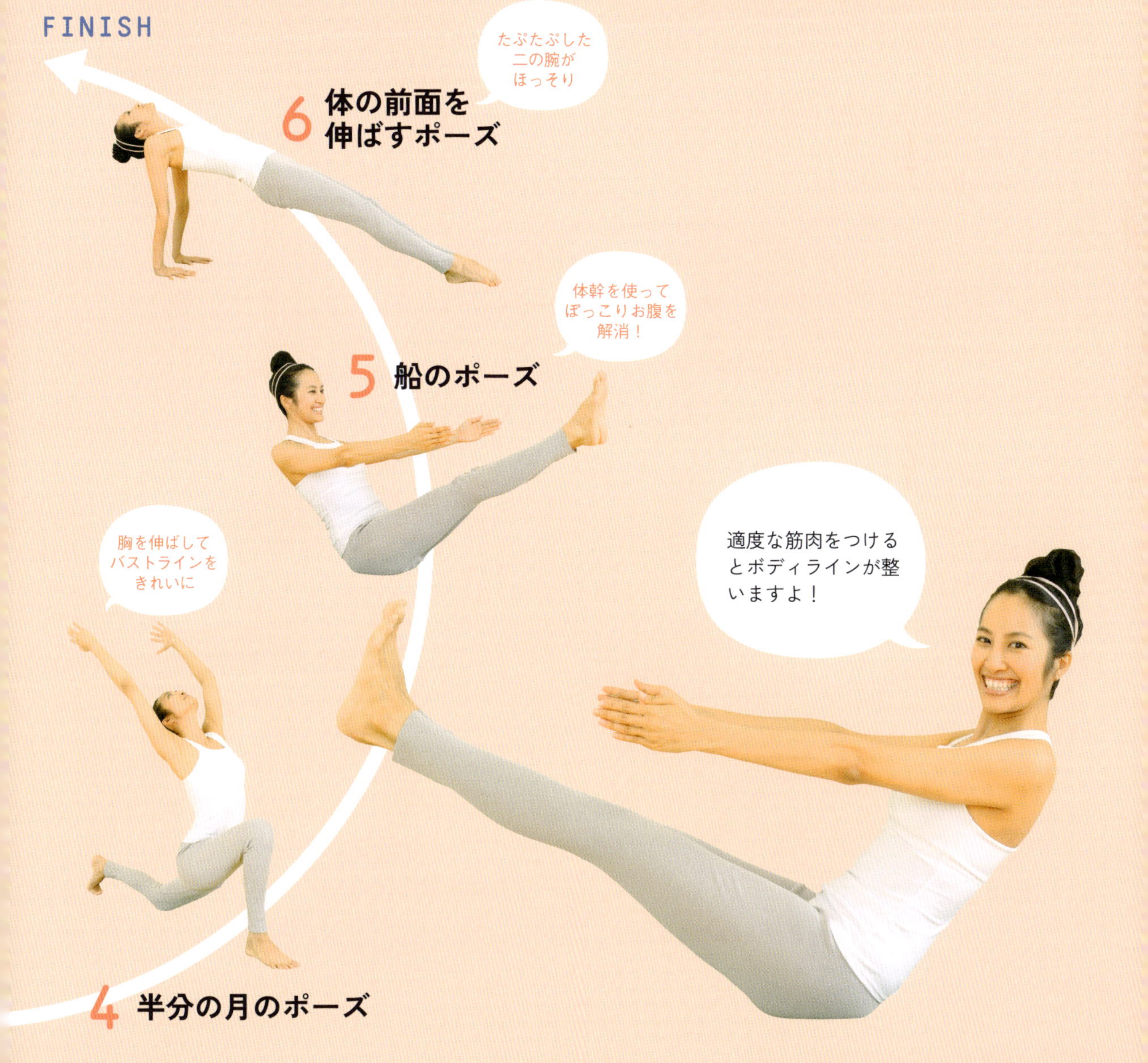
FINISH
6 体の前面を伸ばすポーズ
たぷたぷした二の腕がほっそり
5 船のポーズ
体幹を使ってぽっこりお腹を解消！
胸を伸ばしてバストラインをきれいに
4 半分の月のポーズ
適度な筋肉をつけるとボディラインが整いますよ！

1 上向きヒップをつくる

勇者のポーズ3

効果	**シェイプアップに** ヒップアップ／ヒップラインを美しく／太もも引き締め
	［そのほかのメリット］ 姿勢矯正／腹筋強化

お尻から太ももの裏側を引き締めてヒップアップ！

片脚を後ろにあげ、前に倒した上半身とのバランスをとるポーズ。お尻から太ももの裏側が刺激され、たるみやすいお尻まわりのぜい肉をキュッと引き締めます。ふだん意識しないと使わない細部の筋肉を含めてお尻全体が刺激され、美しいヒップラインをつくるためにも効果的です。

IMAGE

シーソーのように左右のバランスをとるイメージで

支柱を中心に左右のバランスをとるシーソーのように、立っている脚を中心に、あげた脚と倒した上半身を一直線上に保って。

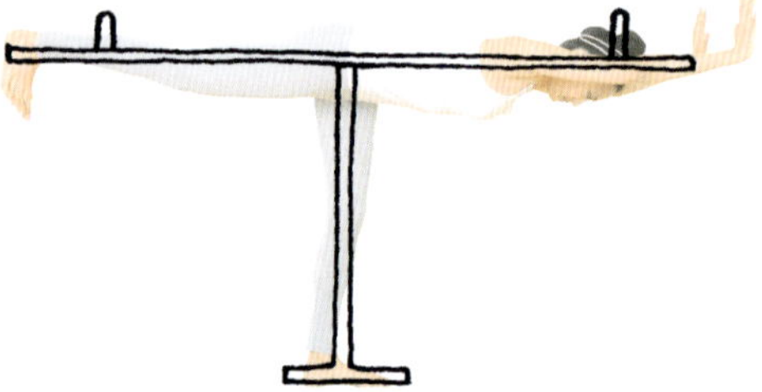

1 ［自然に呼吸］

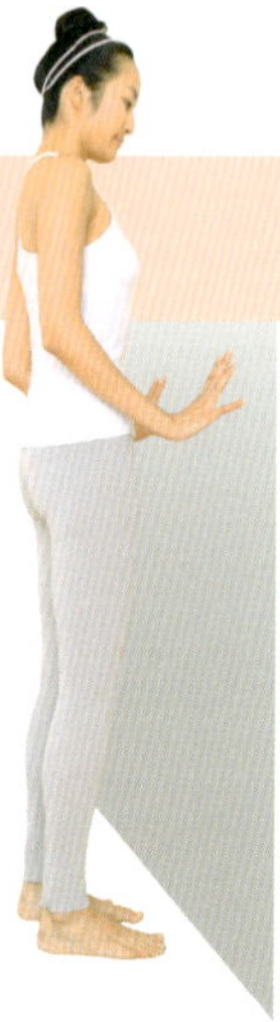

骨盤上部の高さで手をつく

壁の正面に立ち、両手を骨盤上部の高さで壁につきます。

2 吸う→吐く→吸う→吐く

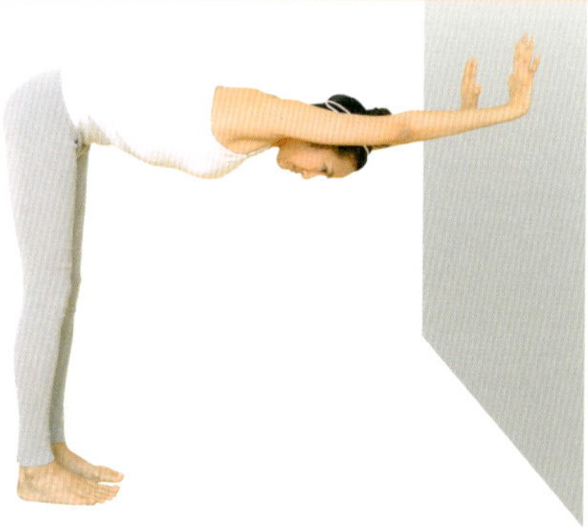

お尻を引いていく

一度息を吸い、吐きながら手を壁につけたままお尻を後ろに引いていきます。お尻の真下にかかとがくるまで足を進めたらストップ。背中の伸びを感じながら、ひと呼吸します。

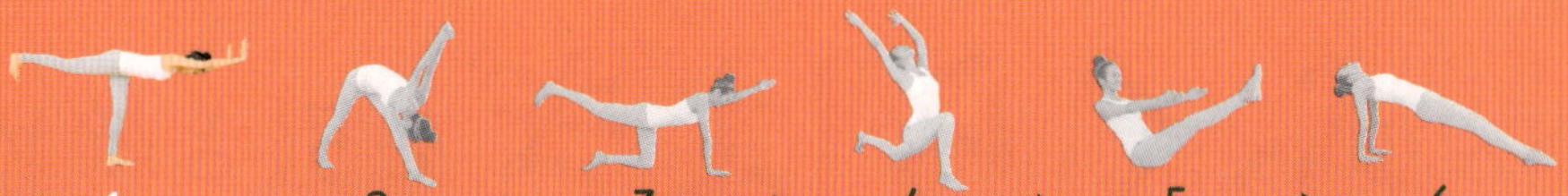
1
2
3
4
5
6

NG

つま先が横を向くと効果がダウン

あげた脚のつま先が横を向くと、お尻の筋肉が効果的に使えずヒップアップ効果がダウン。また、脚をお尻より高くあげると、腰に負担がかかるので避けて。

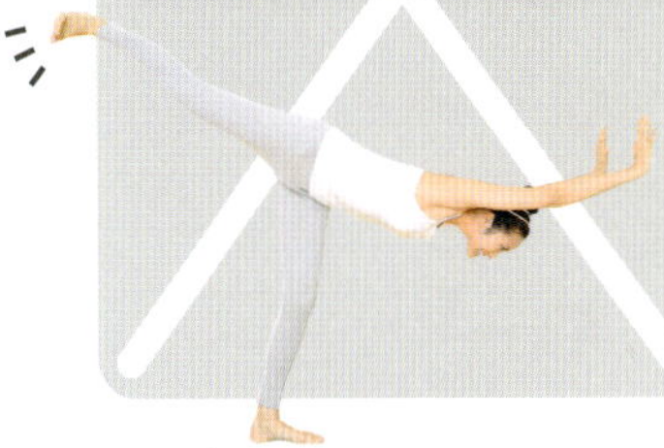

EASY

手を高くあげ脚は低くするとラク

手を壁の高い位置につき、脚を低めにあげるとラク。この場合も頭から足が一直線になるように意識して。

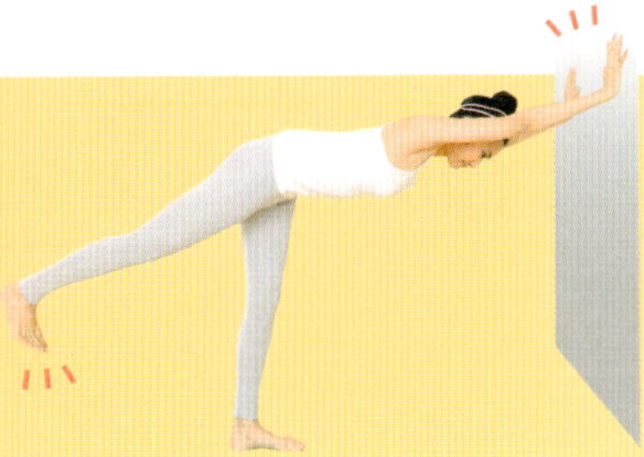

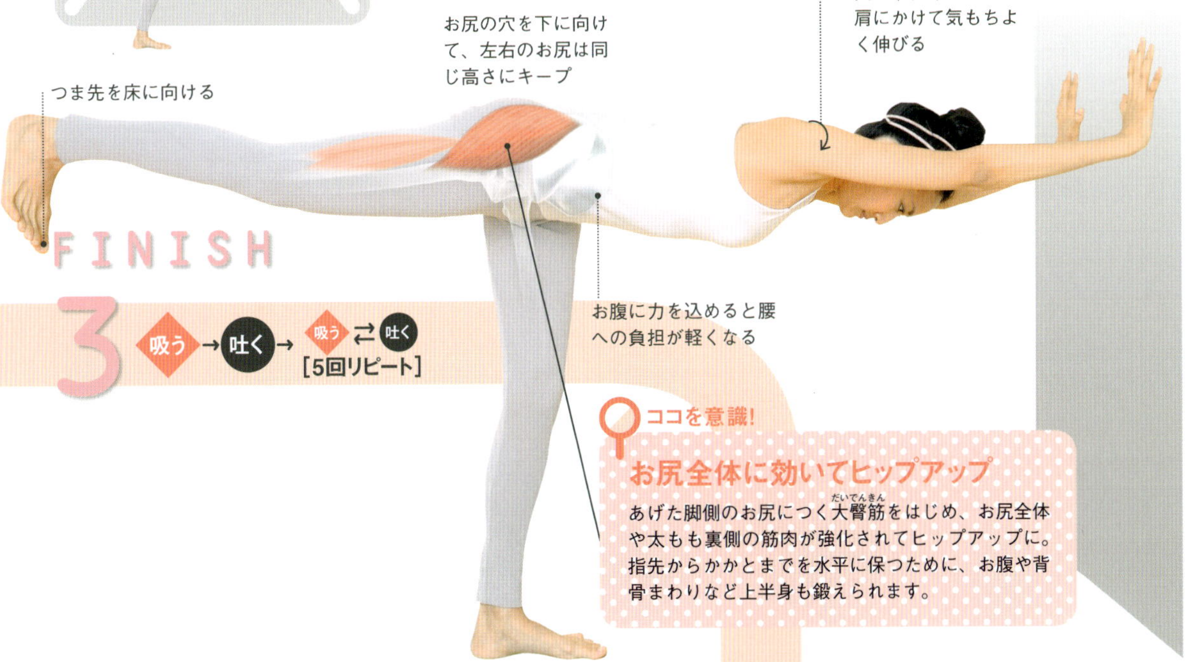
二の腕を少し外側へ回す（外旋《がいせん》）と首から肩にかけて気もちよく伸びる
お尻の穴を下に向けて、左右のお尻は同じ高さにキープ
つま先を床に向ける
お腹に力を込めると腰への負担が軽くなる

FINISH

3 吸う → 吐く → 吸う ⇄ 吐く ［5回リピート］

ココを意識！

お尻全体に効いてヒップアップ

あげた脚側のお尻につく大臀筋《だいでんきん》をはじめ、お尻全体や太もも裏側の筋肉が強化されてヒップアップに。指先からかかとまでを水平に保つために、お腹や背骨まわりなど上半身も鍛えられます。

片脚をお尻の高さにあげる

一度息を吸って、吐きながらお腹に力を込め、右脚をお尻の高さまであげます。つま先は床に向けて。この姿勢で呼吸をくり返しましょう。

反対側も同様に

つなぎのポーズ

壁に肩とお尻をつけて立ち、両手をあげて数呼吸。全身に空気をたっぷり取り込みましょう。

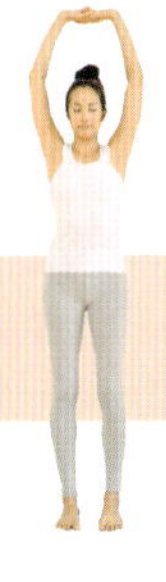

ピラミッドのポーズへ

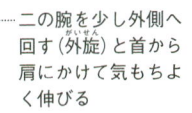

2 ふくらはぎを引き締める

ピラミッドのポーズ

効果

シェイプアップに
ふくらはぎの引き締め／背中の引き締め／バストアップ

［そのほかのメリット］
バランス感覚を養う／背中のコリ解消／股関節の柔軟性アップ

IMAGE

サーチライトの高さをそろえて前傾する

骨盤の両端に、サーチライトがついているイメージ。左右のライトの高さをそろえるよう意識しながら前傾して。

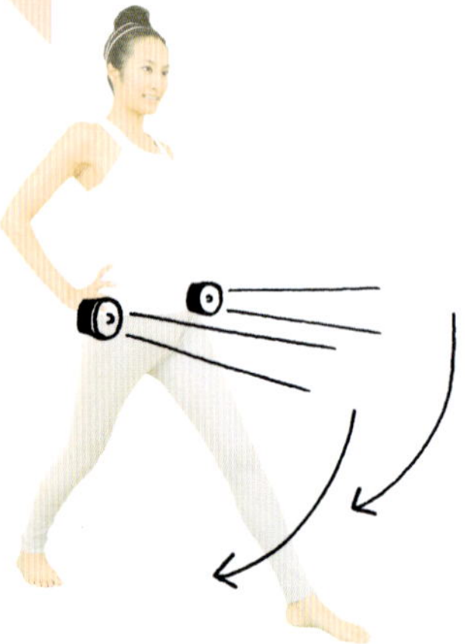

上半身を倒して ふくらはぎをシェイプアップ！

脚を前後に開いた姿勢で上半身を前傾させ、おもにふくらはぎをしっかりと伸ばすポーズ。同時に、両手を背中側にあげることで、胸部も気もちよく伸びます。適切な負荷をかけるには、骨盤を正面に向けたまま前に倒すことが大切。両手を腰にそえ、骨盤の正しい向きを確認しながら行いましょう。

1

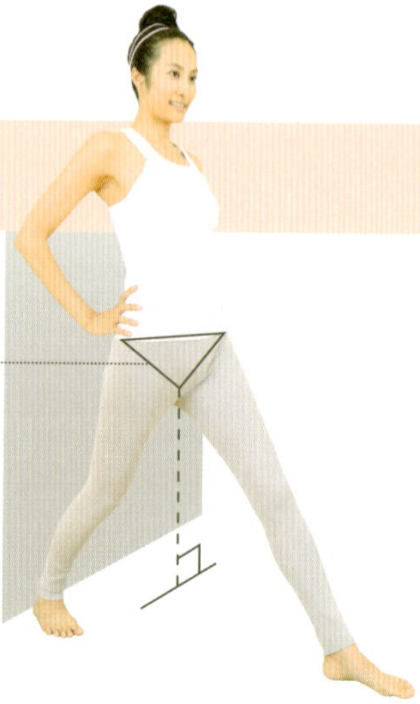
吸う→吐く
骨盤が床と垂直になっているかをチェック

手を骨盤にあて片脚を踏み出す

骨盤をつかむようにして腰に手をあてます。右のかかとを壁につけ、左足を前に踏み出して。このとき骨盤が床に垂直になるように。ここでひと呼吸。

2

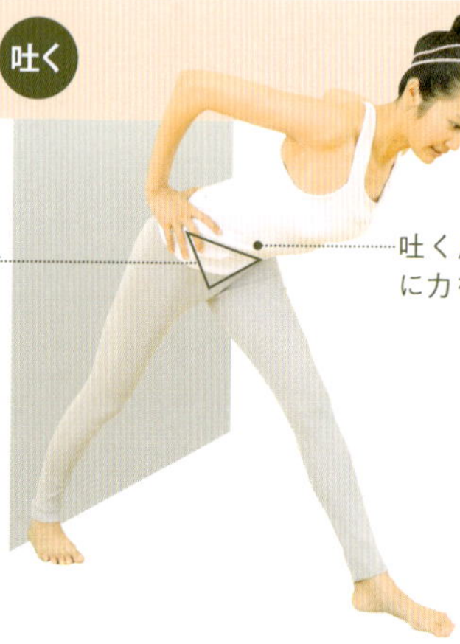
吸う→吐く
骨盤は左右対称のまま
吐く息でお腹に力を込める

脚のつけ根から上半身を倒す

一度息を吸い、吐きながらお腹に力を込め、脚のつけ根から折りたたむように上半身を倒します。おでこが左ひざにつくぐらいまで倒したところで息を吐ききります。

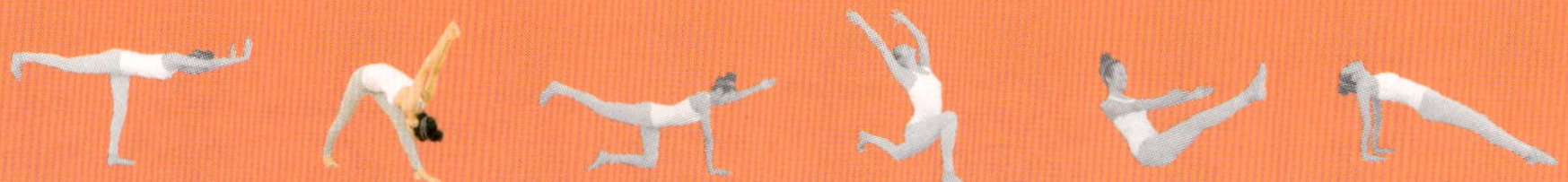
1
2
3
4
5
6

NG

骨盤がねじれると脚の筋肉が伸びない

骨盤が左右非対称になったり、猫背になったりすると効果減。また、右のつま先が横に向きすぎるとひざに負担がかかりケガのもとに。

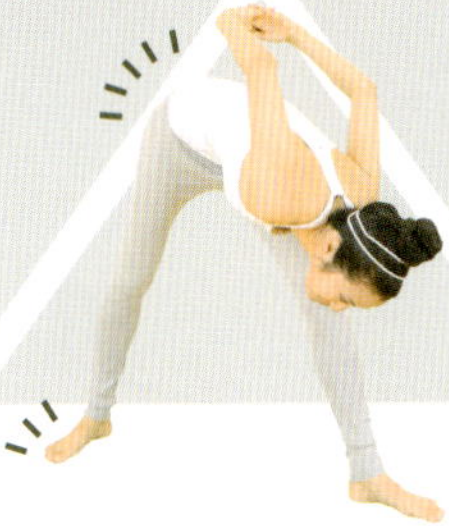

EASY

手をあげずに浅く前傾するとラク

背中側で指を組むのがつらい人は、両手をすねについて行いましょう。これだけでもふくらはぎへの効果は充分。

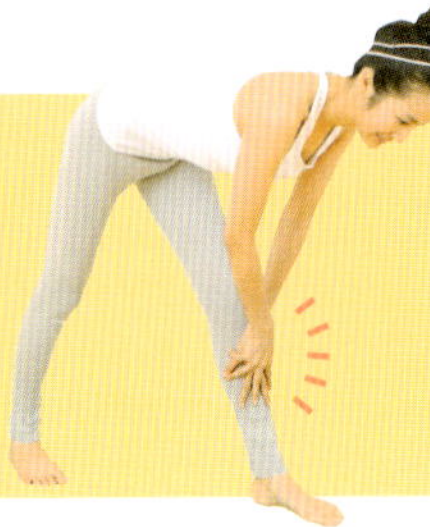

ココを意識!

ふくらはぎが強化されほっそり!

脚の裏面全体に負荷がかかりますが、もっとも強化されるのはふくらはぎにつくヒラメ筋。たるんだ肉が引き締まり、「ほっそり美脚」をめざせます。上半身は、胸まわりの筋肉が刺激されるのを感じましょう。

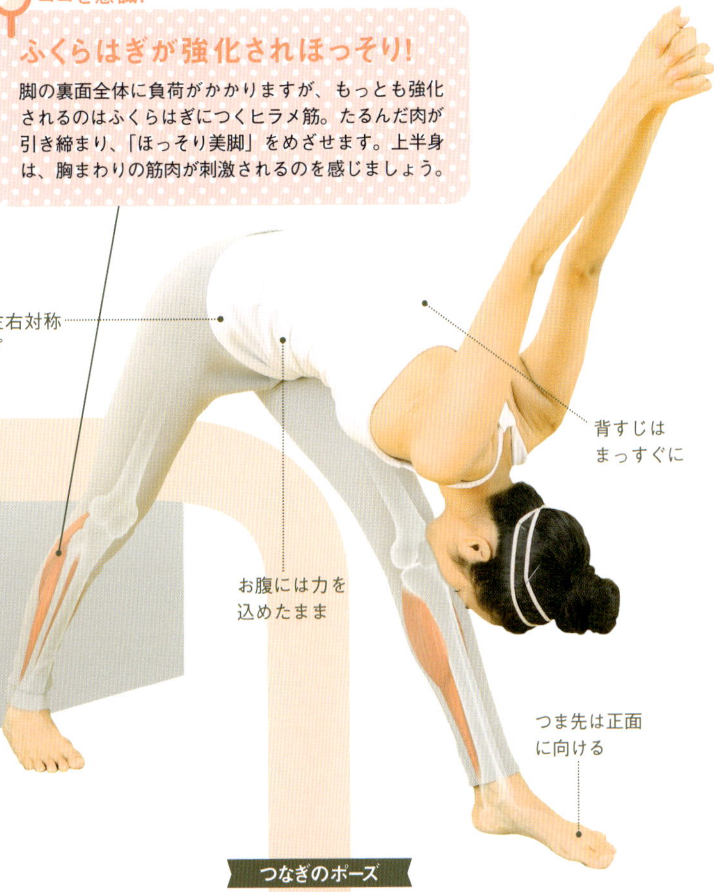
骨盤は左右対称をキープ
背すじはまっすぐに
お腹には力を込めたまま
つま先は正面に向ける

FINISH

3

吸う → 吐く → 吸う ⇄ 吐く
[5回リピート]

後ろで組んだ手をあげる

一度息を吸って、吐きながら背中側で指を組んで高くあげます。この姿勢で呼吸をくり返しましょう。

反対側も同様に

つなぎのポーズ

正座になって脚を腰幅に開き、上半身を前傾させて手を前へ。脚や腕を休ませて。

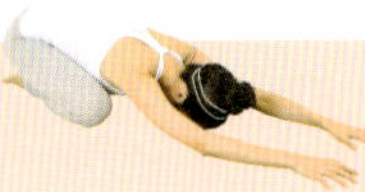

一本脚の猫のポーズへ

3 引き締まった太ももをつくる

一本脚の猫のポーズ

効果	シェイプアップに 太ももの引き締め／ヒップアップ／体幹強化
	［そのほかのメリット］ 腹筋強化／バランス感覚アップ

IMAGE

ピアノ線で手足が吊られているように

あげた手足にピアノ線が通っていて、その線が天井から吊りあげられているイメージで行いましょう。

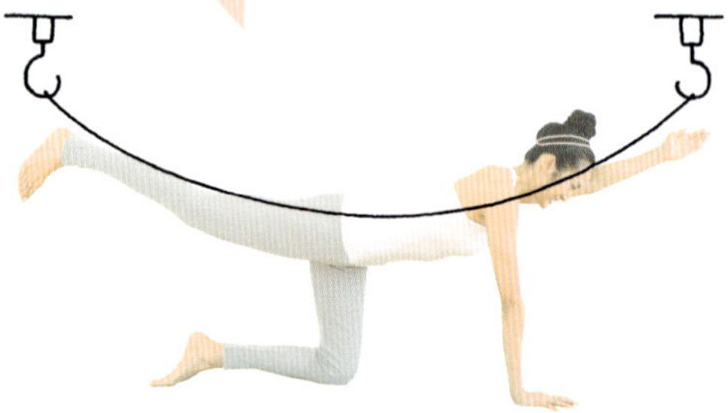

対角線上に伸ばした手脚でゆるやかな曲線を描いて

よつんばいになり、手脚を対角線上に伸ばすポーズ。あげた脚の太もも裏側に負荷がかかり、太ももの引き締め効果が期待できます。あげた手脚がゆるやかな曲線を描くのが理想で、その姿勢を維持するためにお腹や背中のインナーマッスルの力も重要に。腰への負担をかけないように、反らしすぎには注意しましょう。

1 ［自然に呼吸］

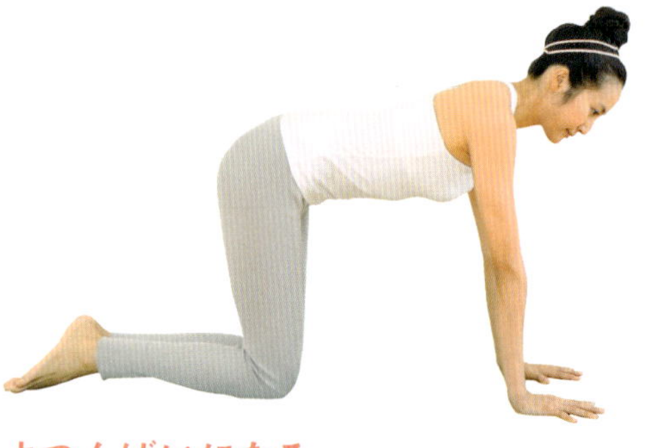

よつんばいになる

手は肩の真下に、ひざがお尻の真下にくるようにしてよつんばいになります。つま先は伸ばして、足の甲を床につけましょう。

2 吸う→吐く

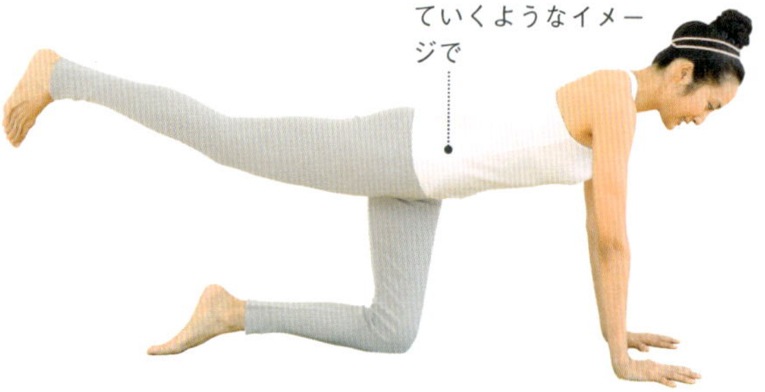
お腹に力を込め、おへそから脚を伸ばしていくようなイメージで

片脚をあげる

息を吸いながら、右脚を伸ばしたままあげていきます。あげた脚を軽く反らせ、かかとがお尻と同じくらいの高さまできたら、つま先を床に向けて息を吐きましょう。

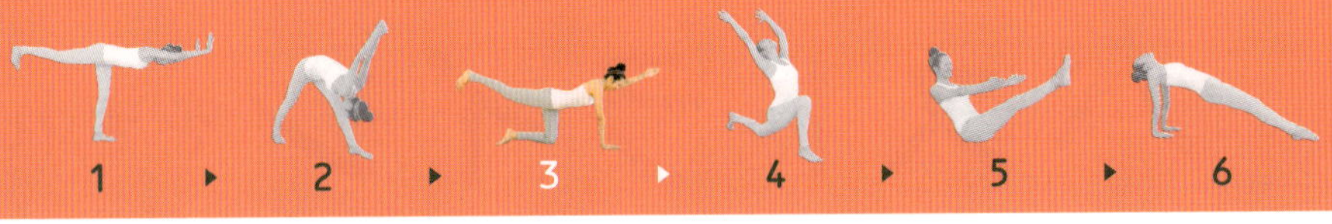
1
2
3
4
5
6

NG

腰の反らせすぎや骨盤のねじれに注意

腰を反らせたり、骨盤を左右にねじったりするとバランスが崩れるうえ、ケガの原因に。脚をあげることばかりに集中すると起こりがちなので注意。

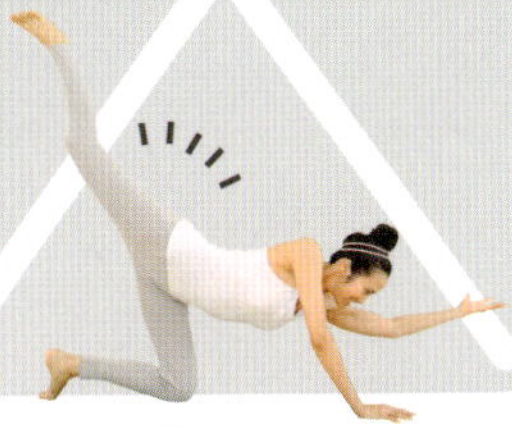

EASY

脚だけをあげて行うとラク

手をあげたままキープするのがつらい人は、2でストップ。脚をあげるだけでも、太ももの引き締めになります。

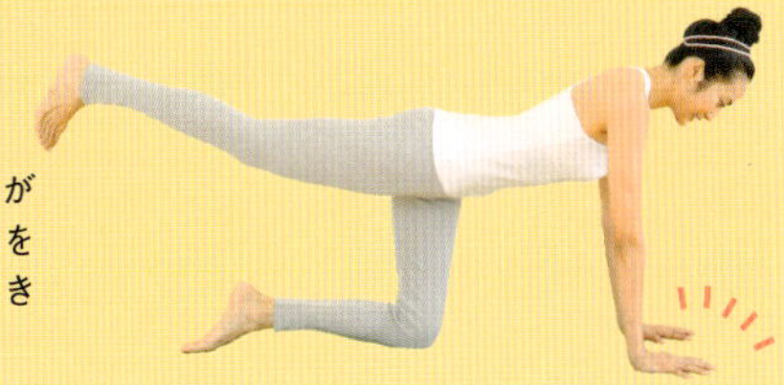

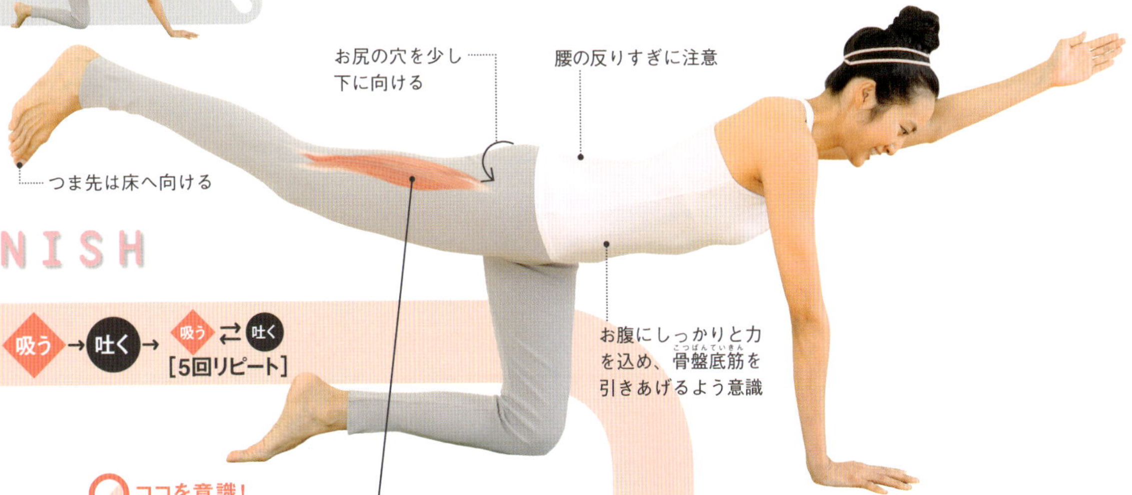
お尻の穴を少し下に向ける
腰の反りすぎに注意
つま先は床へ向ける
お腹にしっかりと力を込め、骨盤底筋《こつばんていきん》を引きあげるよう意識

FINISH

3

吸う → 吐く → 吸う ⇄ 吐く
[5回リピート]

ココを意識!

あげた太ももの裏側が強化される

全身の力が必要とされるポーズですが、あげた脚の太もも裏側につく筋肉(ハムストリングス)がもっとも強化されます。あげた手脚を支えるために、体の深部につくインナーマッスルの働きも不可欠です。

片手を前方へ伸ばす

右脚をあげたまま、息を吸いながら、左手をまっすぐ前方へ。伸ばしきったら息を吐き、さらに呼吸をくり返します。

反対側も同様に

つなぎのポーズ

下向きの犬のポーズ(P.48)で数呼吸。手脚やお腹まわりをゆるめて。

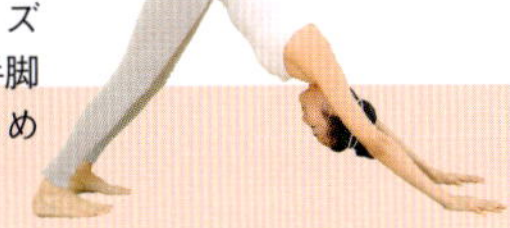

半分の月のポーズへ

4 バストラインをきれいに

半分の月のポーズ

効果	シェイプアップに バストラインをきれいに／背中の引き締め
	［そのほかのメリット］ 股関節の柔軟性アップ／むくみ解消／気分を明るく

IMAGE

太陽の光を胸元から
広げるイメージで

胸の中央から太陽の光を発し、その明るい光を前方へ広げていくようなイメージで行いましょう。

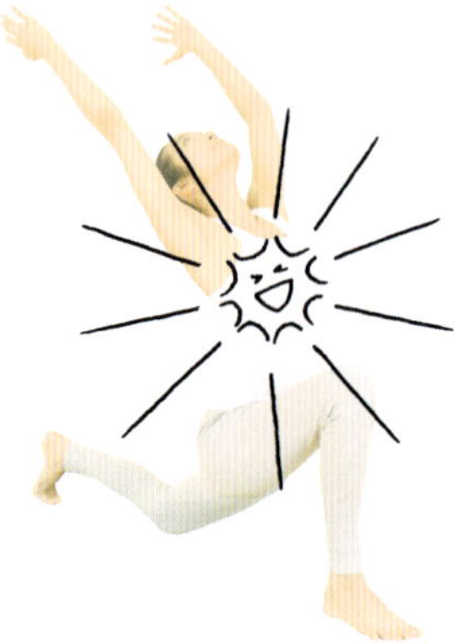

両手をあげて バストの線を美しく

両手を後方へあげて、胸部をしっかりと伸ばすポーズ。胸まわりが引きあげられてバストラインが整うほか、胸部を開くことで呼吸が深くなり、気分の明るさを取り戻す効果も。また、脚を前後に開くことで股関節の柔軟性も高まります。ケガを誘発しかねないので、腰や首の反らせすぎに注意しましょう。

1 ［自然に呼吸］

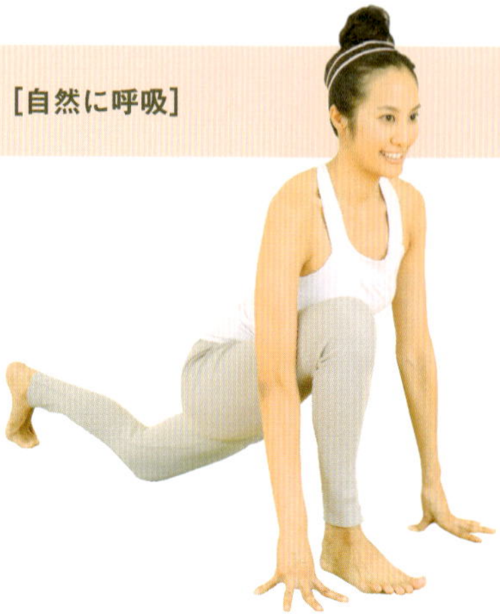

ひざを立て両手を前へ

右足を大きく踏み出してひざを立て、左脚は後ろに伸ばします。左ひざを床につき、つま先を立てて。両手は右足の横につきましょう。

2 吸う → 吐く

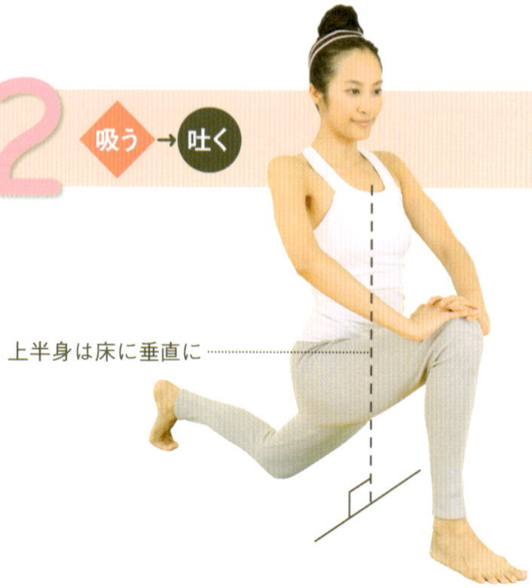

上半身を起こして両手はひざに

上半身が床に垂直になるように起こします。両手は指を組んで右ひざにつきましょう。そのままひと呼吸。

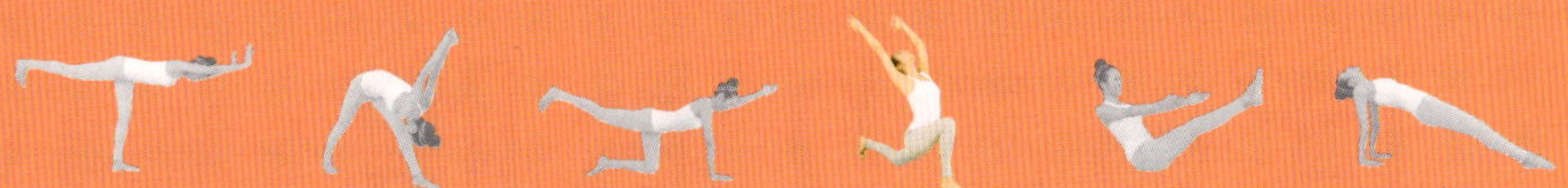
1
2
3
4
5
6

NG

腰や首だけ反らしても胸部は伸びない

腰や首だけ反らせると効果薄。また、反らせすぎはケガの原因にも。ひざやつま先が正面からずれても、骨盤がねじれてよくありません。

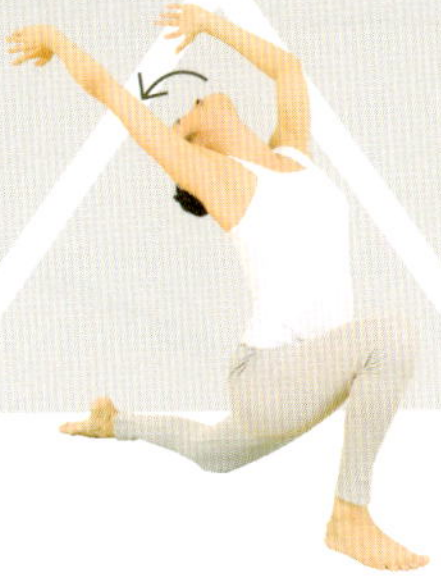

EASY

両手をあげずに行うとラク

バランスをとりにくい人は手をあげず合掌《がっしょう》するだけでもOK。合掌した手を押し合うとバストアップ効果も高まります。あごは引き、背すじは伸ばして。ひざが痛い人はたたんだタオルを敷きましょう。

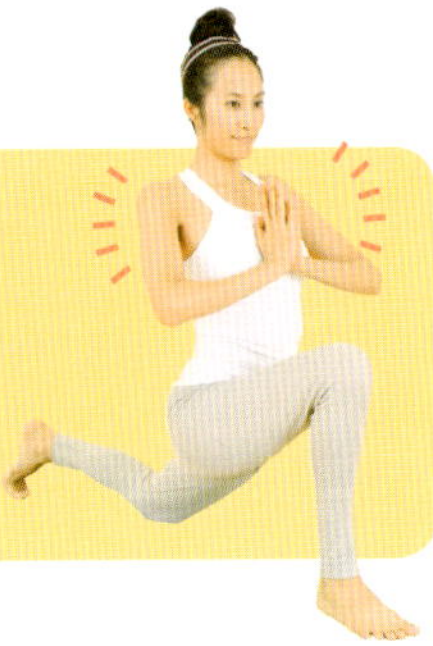

ココを意識!

胸部を開いて美しいバストに

両手をあげて胸を張ることで、胸まわりにつく大胸《だいきょう》筋《きん》が上に引き伸ばされます。姿勢の悪さなどで縮んで硬くなりがちな胸部がほぐれ、バストラインを整える効果が期待できます。

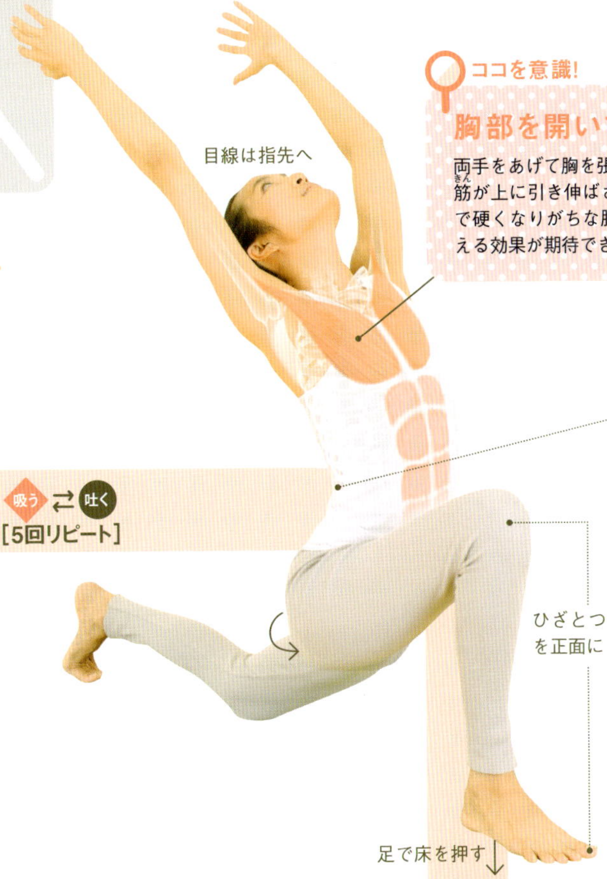
目線は指先へ
腰は反らさない。お尻の穴を下へ向けるようにすると予防できる
ひざとつま先を正面に
足で床を押す

FINISH

3　吸う→吐く→吸う⇄吐く［5回リピート］

両手をあげて胸を張る

一度息を吸い、吐きながら両手を後ろに思いきり伸ばして胸を張ります。目線も指先へ向けましょう。この姿勢で呼吸をくり返します。

反対側も同様に

つなぎのポーズ

仰向けになり、手脚を伸ばして数呼吸。反らした背中や手脚を休ませて。

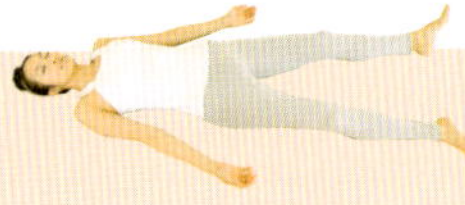

船のポーズへ

5 ぽっこりお腹を解消する

DVD 船のポーズ

注意
腰痛やヘルニアがある人は行わないこと

効果	シェイプアップに ウエストの引き締め／太ももの引き締め／ヒップラインを美しく	
	［そのほかのメリット］ 便秘解消／冷え性緩和／バランス力アップ	

IMAGE

つながれた船が
水面に浮いているように

体全体を船に見立て、胸の中央から出た鎖が船着場にしっかりとつながれ、バランスよく水面に浮いているイメージで行って。

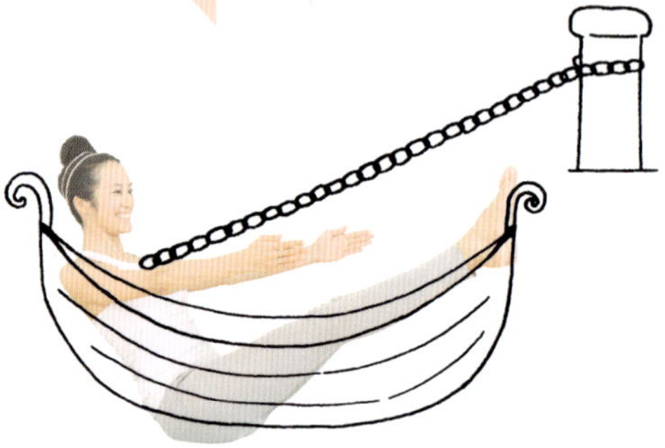

腹筋を働かせて ウエストを引き締める

体を「V」の字に折り曲げ、バランスをとるポーズ。バランスを保つためにお腹の力が必要となり、おもに腹筋が強化されてぽっこりお腹の解消につながります。また、お腹に力を入れることで腹圧が高まるため内臓も活性化。便秘解消や冷えをやわらげるなどの効果も期待できます。

1 吸う→吐く

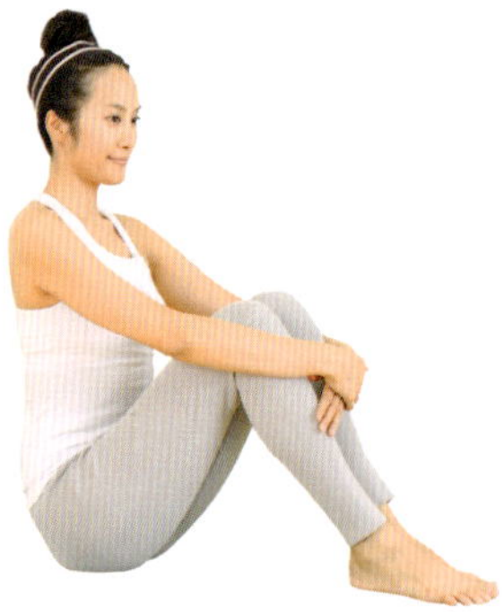

ひざを曲げて座る

背すじを伸ばし、ひざを曲げて座ります。

2 吸う→吐く→吸う→吐く

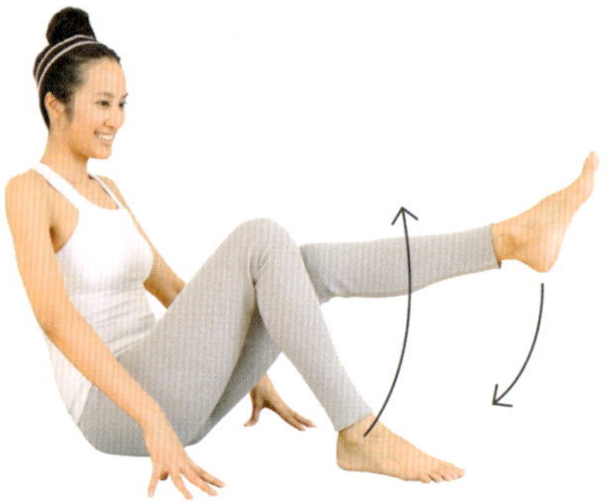

両足を交互に上下させる準備体操

息を吸いながら片脚を、ふくらはぎが床と平行になるまであげ、吐きながら下ろします。両手は前方につきましょう。左右交互に。

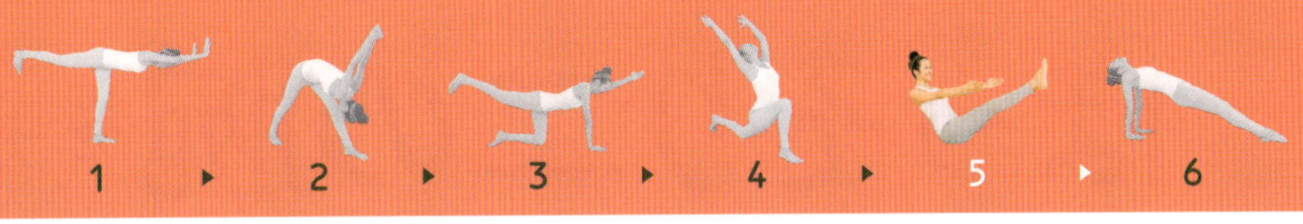

NG

体重が後ろにのると腹筋が働きにくい

背中が丸まり、体重が後ろにくると、腹筋が効果的に働きません。腰にかかる負担が大きくなり、ケガの原因にもなるので注意。

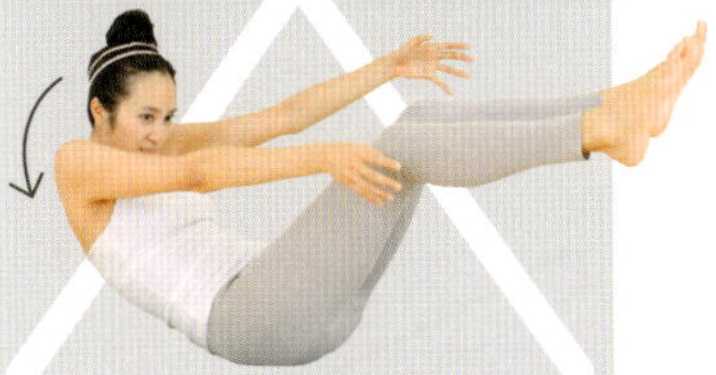

EASY

ひざを曲げて手で支えるとラク

ひざを軽く曲げ、脚を下から支えるとバランスをとりやすくなります。ひざ下は床と平行になるまであげて。

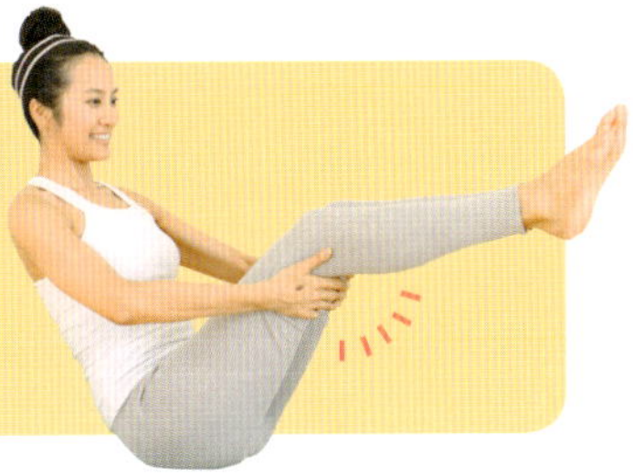

ココを意識!

腹筋を使うと内臓まで活性化!

お腹全体に強く働きかけるポーズですが、なかでも腹部中央を縦に走る腹《ふく》直《ちょく》筋《きん》が強化されます。表面だけでなく、お腹に力を入れることで腹圧が高まり、内臓まで活性化される感覚を味わいましょう。

FINISH

3　吸う → 吐く → 吸う ⇄ 吐く ［5回リピート］

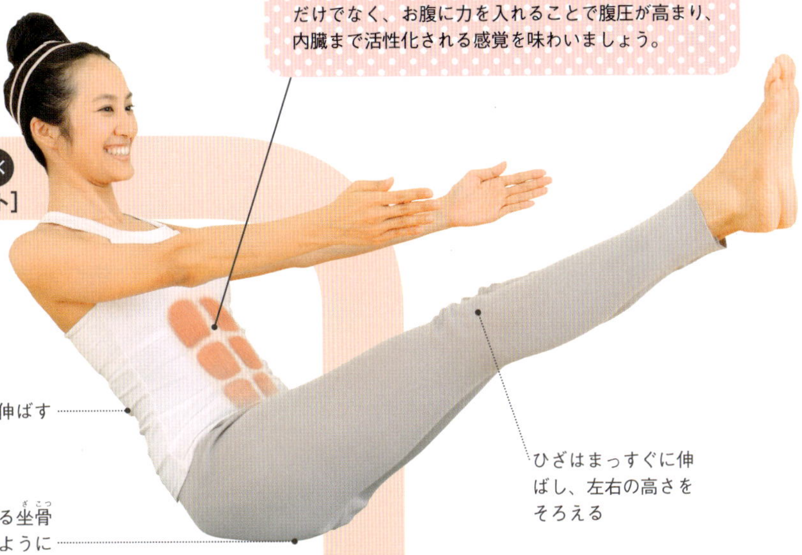

背すじを伸ばす

床についている坐骨《ざこつ》に体重がのるように

ひざはまっすぐに伸ばし、左右の高さをそろえる

両脚をそろえてあげる

一度息を吸い、吐きながら左右のひざをそろえてひざ下を伸ばし、両脚をもちあげます。両手はまっすぐ前に。この姿勢で呼吸をくり返しましょう。

つなぎのポーズ

仰向けになって重ねた手でお腹をさすり、負荷のかかった部分を休ませましょう。

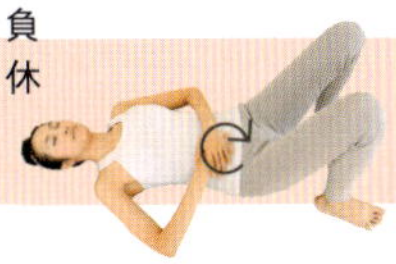

体の前面を伸ばすポーズへ

6 ほっそり二の腕を手に入れる

体の前面を伸ばすポーズ

注意
手首が痛い人は行わないこと

効果

シェイプアップに
二の腕の引き締め／背中の引き締め／インナーマッスル強化

［そのほかのメリット］
呼吸が深くなる／気分を明るくする

IMAGE

すべり台のように
体の前面をまっすぐに

肩、腰、ひざ、足首が、すべり台の傾斜部分のように一直線上にそろうようにしましょう。腕はすべり台を支える柱に見立てて。

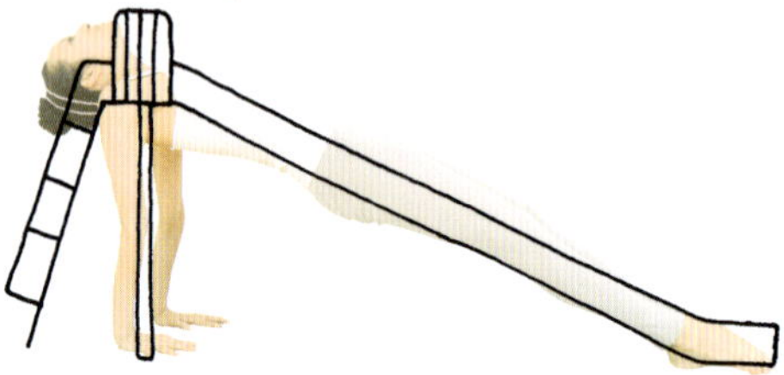

腕の力で体を浮かせて二の腕を引き締める

両腕の力で体を浮かせて支えるポーズ。もっとも負荷がかかる腕のシェイプアップが期待できると同時に、胸や肩など体の前面が開くことで体の背面が引き締められ、背中のラインも整います。はじめのうちは腕がプルプルふるえてつらく感じるかもしれませんが、徐々に慣らしていきましょう。

1 ［自然に呼吸］

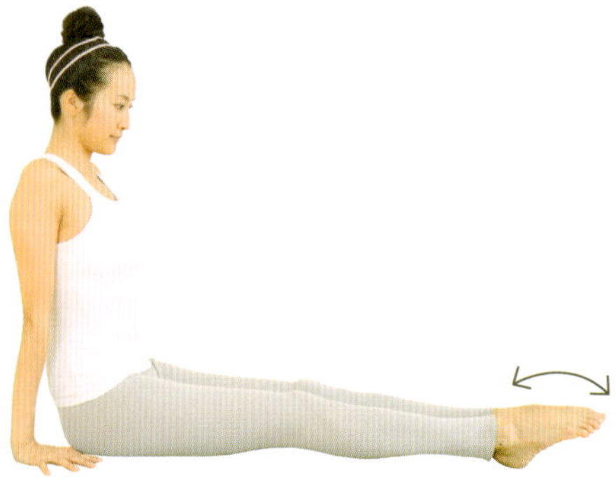

足のストレッチで準備体操

脚を伸ばして座り、手のひらは床に、指先は前に向けます。この姿勢で、両足のつま先を手前に引いたり伸ばしたりするストレッチを3回行いましょう。

2 吸う→吐く

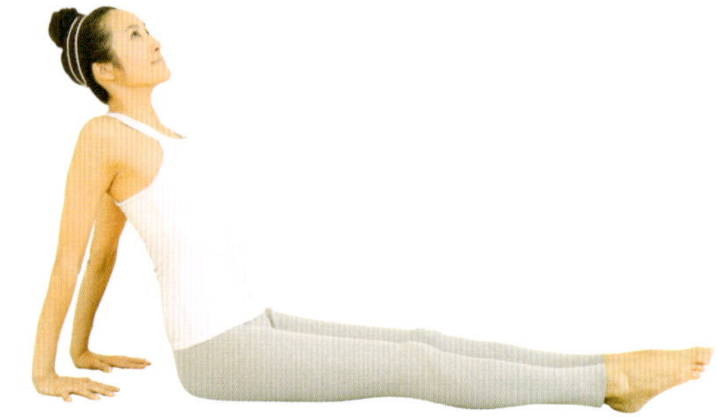

手を後ろにずらして胸を張る

両手を肩より少し後ろの位置にずらして胸を張り、つま先を伸ばします。この姿勢で、ひと呼吸。

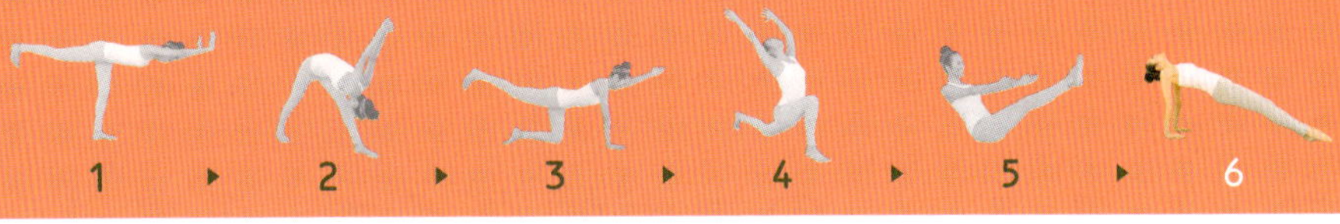
1
2
3
4
5
6

NG

ひじに力がかかると二の腕への効果減!

ひじを突っ張って体重を支えようとすると、二の腕の引き締め効果が減少。つま先が離れたり、背中が丸まったりするのも腰に負担がかかりNG。

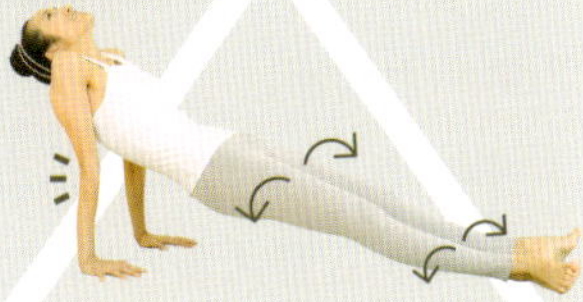

EASY

ひざを曲げて行えば負荷が減ってラク!

ひざを曲げると、腕への負荷が減ってラクに腰がもちあがります。肩からひざが床と平行になるようにしましょう。

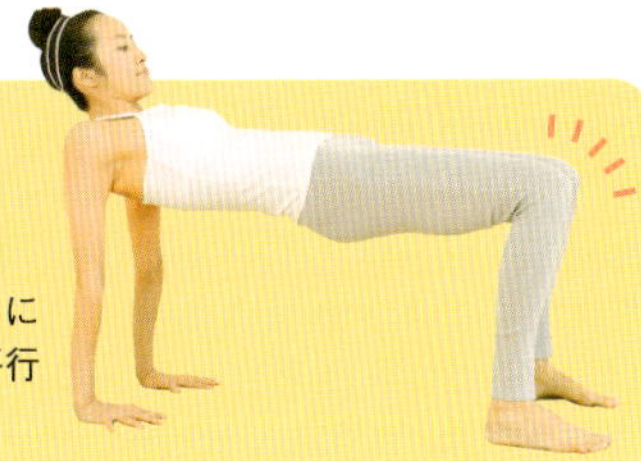

ココを意識!

二の腕に負荷がかかり引き締まる

手で床を押して体をもちあげるときに、二の腕の内側につく上腕《じょうわん》二《に》頭筋《とうきん》にもっとも負荷がかかります。体の前面を伸ばすことで胸が開き、背中側が締まる感覚も味わいましょう。

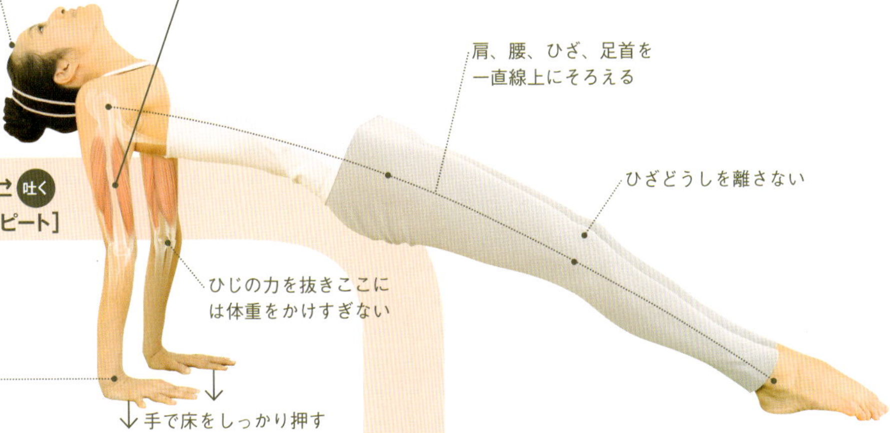
頭の重みで自然に後ろにたらしてのどを伸ばす。目線は天井か後方へ
肩、腰、ひざ、足首を一直線上にそろえる
ひざどうしを離さない
ひじの力を抜きここには体重をかけすぎない
肩の真下に手首がくるように
手で床をしっかり押す

FINISH

3　吸う → 吐く → 吸う ⇄ 吐く [5回リピート]

手で床を押してお尻をあげる

息を吸いながら手で床を押し、お尻をグッと締めてもちあげます。肩から腰、ひざ、足首までが一直線になったら、息を吐きましょう。この姿勢で呼吸をくり返して。

クールダウン

仰向けになって脚を開き、手をお腹にのせて呼吸を感じながら余韻を味わって。

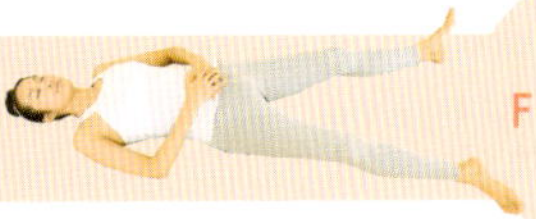

FINISH

Yoga Column 4

ストレスフリーのヨガ的ダイエットを！

スリムになりたいのであれば、いちばんの近道はダイエットをやめることです。逆説的に聞こえるかもしれませんが、「食べたい」という欲求を抑圧すればするほど、反動で過食をしてしまいがち。かえって体重が増えたり、心身のバランスが崩れてしまったりと、マイナスの結果を生むだけです。

ラットに電気ショックなどのストレスを与えると、食事量が増加して体重や脂肪が増えるという研究結果があります。人間も同じように、処理能力を超えるストレスにさらされると、頭では「よくない」とわかっていても、ストレスに対応しようとして過剰な食行動に走ってしまうものです。

スリムになりたいからといって、食べ物や体形のことばかりを気にするのは、もうやめてみましょう。自らの自由を奪い、ストレスの原因となる食事制限やストイックなダイエット法も、長い目で見ると望ましい結果を導きません。

不完全なところも含めて、いまの自分をそのまますべて認めてあげること。そして行動の根っこにある心の状態を、ヨガや呼吸法を通して整えてあげること。それが、ヨガ的なダイエットへのアプローチです。

毎日の食事をていねいにいただくことも、心と体のバランスを根本から整えるために大切です。すべての食べ物は、自然界の生命として存在し、その生命のバトンを受け取る（食べる）ことで、私たちは大切な命をつないでいます。自分の一部になる食材はできるだけよいものを選び、自然からの恩恵に感謝しながら口にしましょう。

ヨガや食事を通して心身のお手入れをするうちに、崩れたバランスが立てなおされて、体形も自然とスマートになりますよ。

[スリム体形に導く食生活]

スリムな体を無理なくめざすには、食生活で心身をバランスのよい状態に導くことが肝心。次の点を心がけましょう。

- 食事中、温かい汁物か白湯《さゆ》を摂《と》る
- 生野菜や発酵食品などの酵素を含む食品を加える
- おいしく感じられるごはんを、満足しながらいただく
- いっしょにいて、くつろげる人と食事をする
- 毎食、タンパク質をきちんと摂る

Program

4

姿勢・骨盤を整える ゆがみ解消プログラム

日々、崩れがちな姿勢のバランスを正すと、快適な体に。
ゆがみやすい骨盤を正しい位置に調整し、全身のバランスを整えましょう。

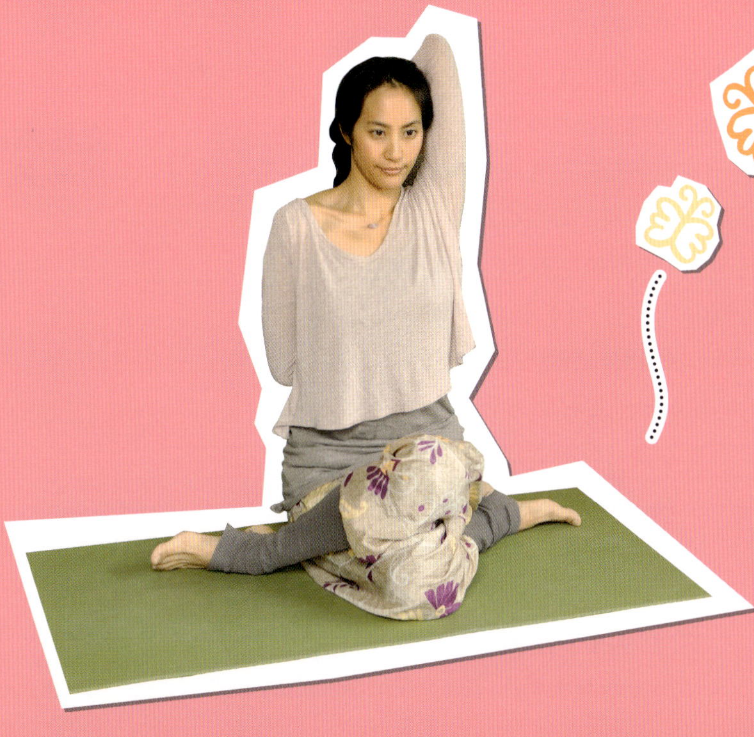

このプログラムのねらい

骨格のゆがみを整えてバランスのいい美姿勢に！

写真を撮るといつもどちらかの肩があがってしまったり、鏡に映る自分の姿が猫背だったり……。ふとした瞬間に、姿勢の悪さに気づくことはありませんか？

姿勢が崩れると、見た目に貧相な印象を与えてしまうばかりか、内臓や骨格、神経によけいな負担がかかり、働きがさまたげられてしまうおそれもあります。このプログラムでバランスを整え、予防しましょう。

プログラム４は、骨格のゆがみを調整するポーズで構成されています。デスクワークなどで座ったままでいる時間が長くなった現代人が、とくにストレッチしておきたいのが太もも前面や骨盤周辺の筋肉。骨盤の正しい傾きをサポートする大切な部位なので、「極楽鳥のポーズ」や「橋のポーズ」などでは、そのあたりにアプローチして骨盤の前傾を正します。

体にゆがみがあると、左右両方行うポーズで感覚の違いがあるはず。苦手なほうは、心地よく呼吸できるゆるめの位置で長めにキープすると、左右の差が解消されやすくなります。

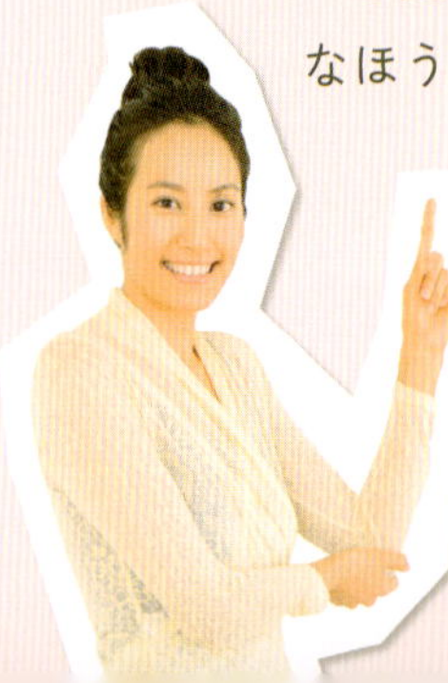

START

上半身を傾けて
背骨のゆがみを
解消

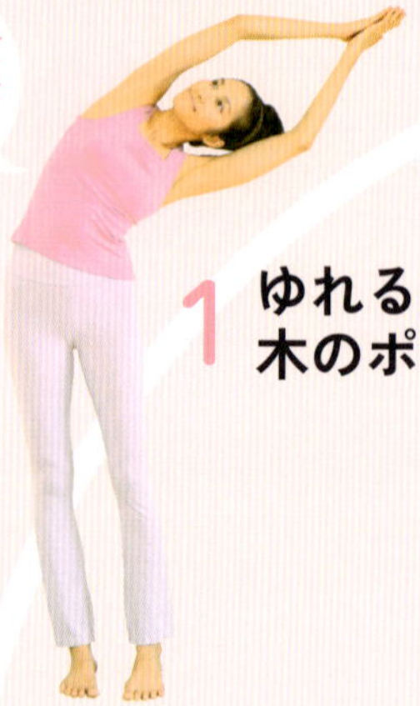

1 ゆれるヤシの木のポーズ

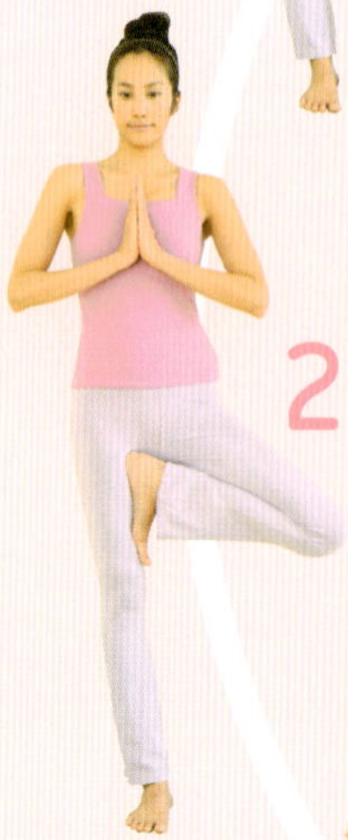

片脚立ちで
骨盤の
左右差が解消

2 立ち木のポーズ

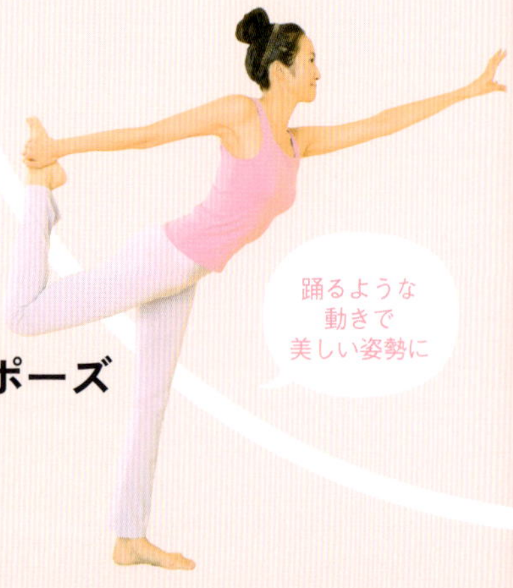

踊るような
動きで
美しい姿勢に

3 極楽鳥のポーズ

Program4を行うと……

- 自分の姿勢のクセがわかる
- 全身の骨格バランスが整う
- 骨盤のゆがみが取れる
- 悪い姿勢が原因で起こる不調が解消！

準備するもの……タオル（P.86〜87、89、91で使用）

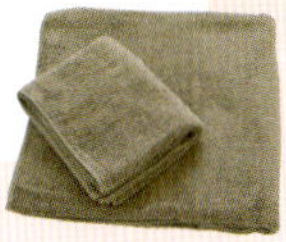

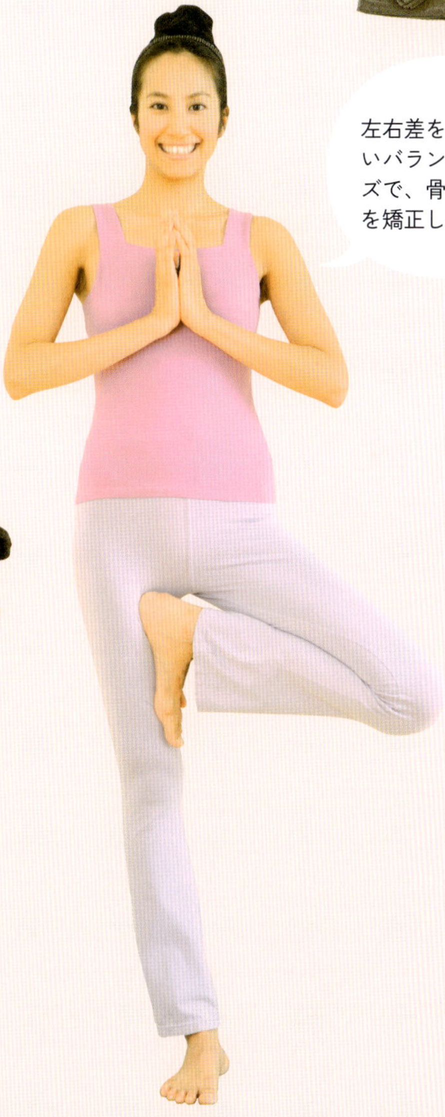

左右差を意識しやすいバランス系のポーズで、骨格のゆがみを矯正しましょう！

FINISH

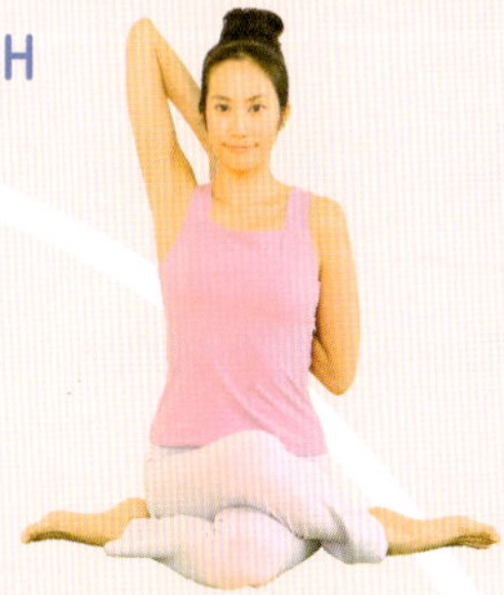

肩まわりのゆがみを調整。肩コリ解消にも！

6 牛の顔のポーズ

脚のゆがみを矯正する

5 ハトのポーズ

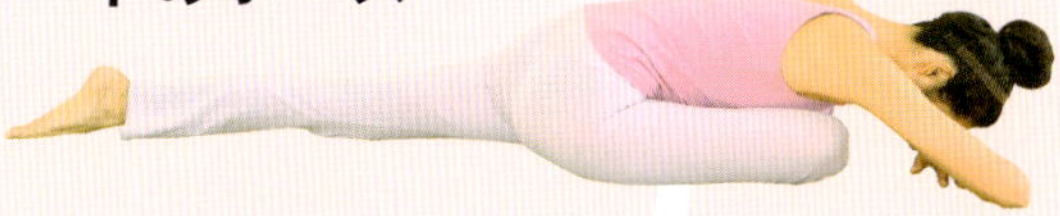

ゆるんだ骨盤を締めてゆがみ解消！

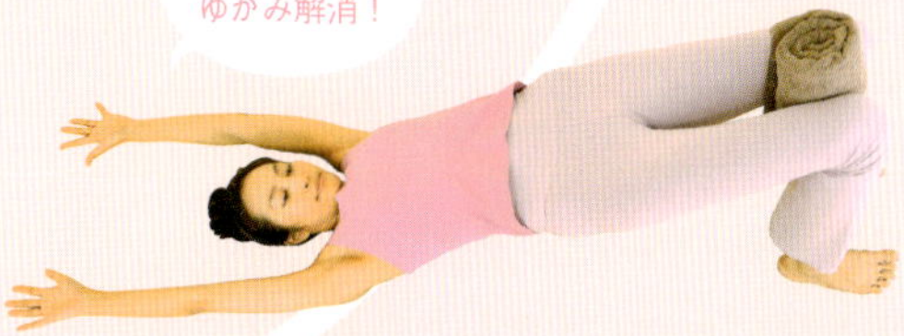

4 橋のポーズ

1 背骨のゆがみを解消する

DVD ゆれるヤシの木のポーズ

効果	
	姿勢矯正に 背骨のゆがみ矯正／左右のバランスを整える
	［そのほかのメリット］ 柔軟性アップ／腰痛の緩和／ウエストの引き締め

IMAGE

しなやかにゆれる
ヤシの木になったつもりで

風にゆれてしなるヤシの木のように、伸びやかに体を左右に倒して。体が本来もつ柔軟性やバランスを取り戻しましょう。

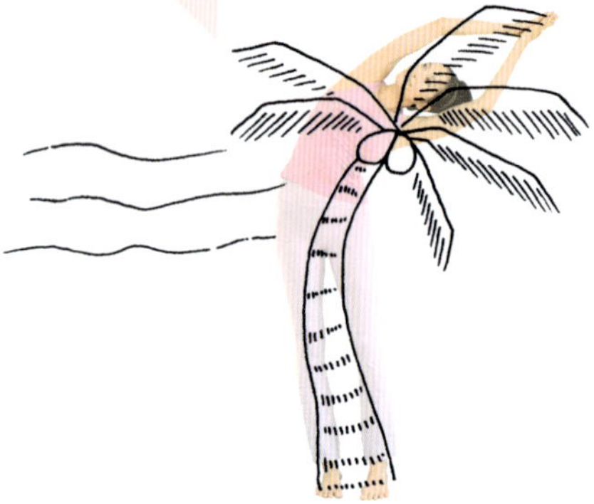

上半身を横に倒して左右のアンバランスを解消

両腕をあげ腰を伸ばした状態で、上半身を左右に倒すポーズ。左右どちらかやりにくいほうの回数を多めに行うことで、体の左右差を調整、背骨のゆがみを解消するのに役立ちます。わき腹をしっかり伸ばした状態を保ちながら、上半身を真横に倒すのが効果を出すコツ。壁を使いながら、正しく行いましょう。

1 吸う→吐く

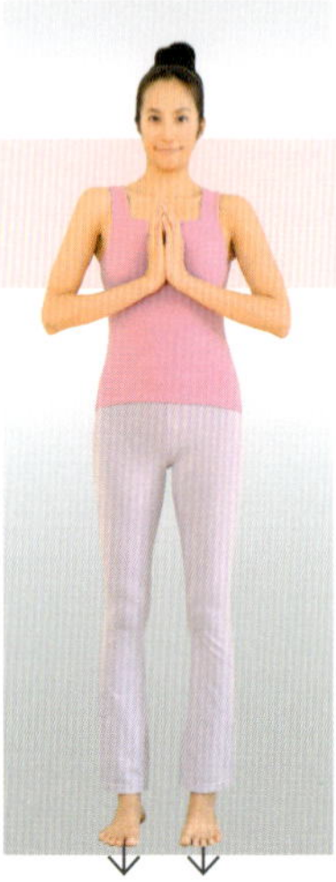

足元を安定させて立つ

合掌《がっしょう》しながら壁に背中をつけ、息を吸いながら脚を腰幅に開きます。吐きながら足裏で床を押すようにして足元を安定させます。

2 吸う

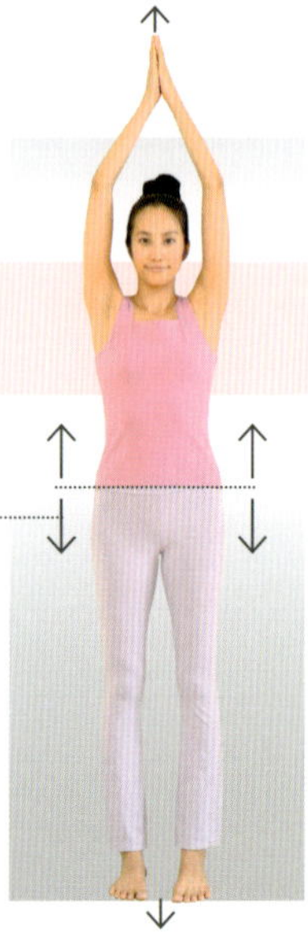

あばら骨と骨盤を離すように体を上下に伸ばす

手をあげ体を上下に伸ばす

息を吸いながら合掌した手を頭上にあげ、上半身を上に伸ばします。足はしっかりと床につけたまま下半身は下げるように。体を上下に伸ばすイメージで行いましょう。

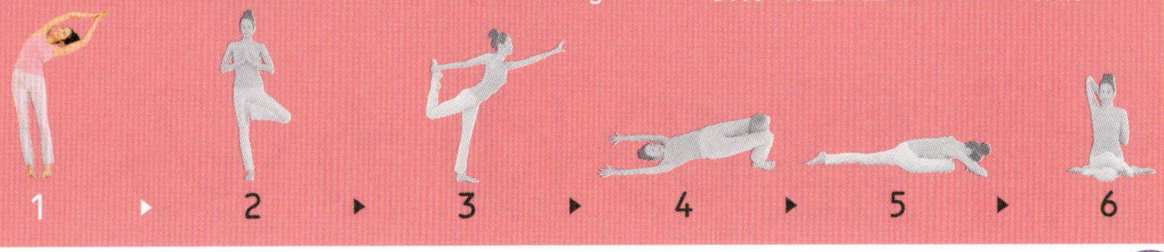
1
2
3
4
5
6

NG

壁から離れると わき腹が伸びない

上半身が前傾するとわき腹が効果的に伸びません。深く曲げるとやってしまいがちなので要注意。曲げすぎてわき腹がつぶれてしまうのもNG。

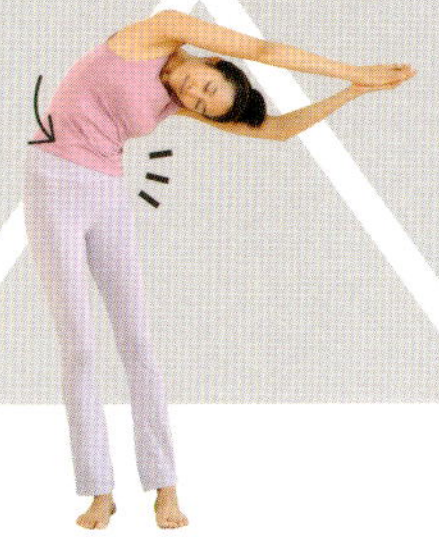

EASY

足幅を広げて浅く倒すとラク

足幅を広げ、体を倒すほうの手で反対の手首をつかんで。呼吸を気もちよく行える範囲で、浅めに曲げるとラク。

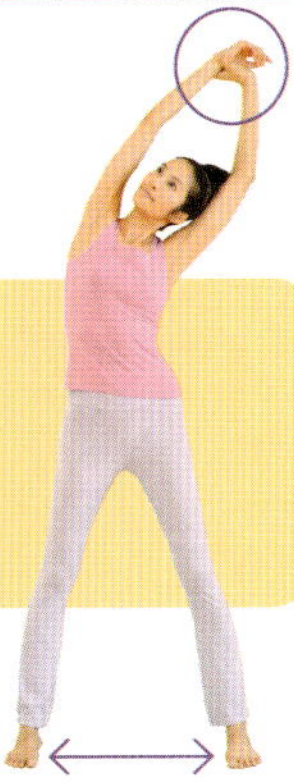

SIDE

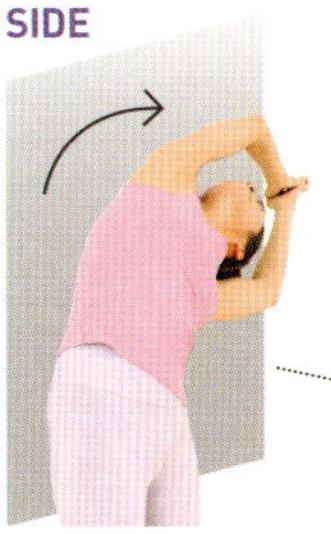

壁づたいに上半身を倒すと体側《たいそく》が伸びやすい。ひと呼吸ごとに、気もちよくわき腹が伸びるのを感じて

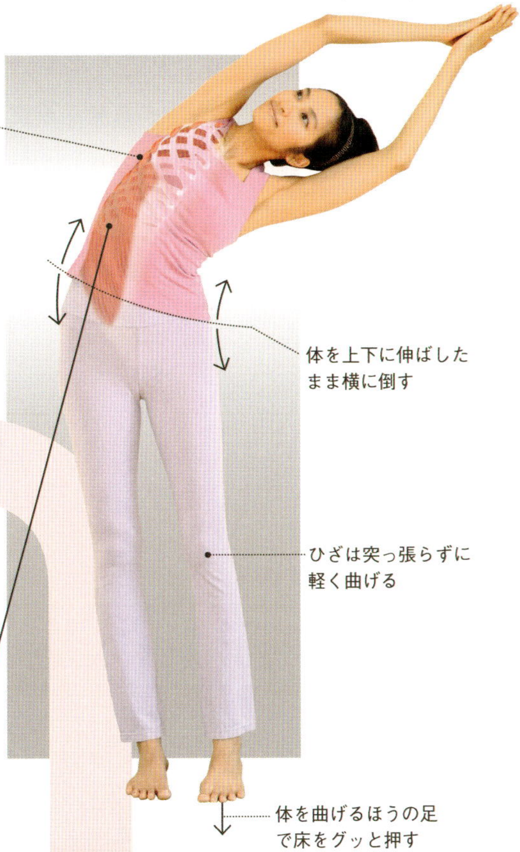
体を上下に伸ばしたまま横に倒す
ひざは突っ張らずに軽く曲げる
体を曲げるほうの足で床をグッと押す

FINISH

3

吐く → 吸う ⇄ 吐く → 吸う
[5回リピート]

ココを意識！

体側が伸びてわき腹スッキリ!

上半身を横に倒すことで、ゆがんだ姿勢で負担のかかったわき腹につく腹斜筋《ふくしゃきん》が伸びます。左右行ったときの感覚の違いも感じてみましょう。苦手なほうを多めに行うと、左右のゆがみが整います。

上半身を真横に倒す

息を吐きながら、壁に背中をつけたまま、上半身を真横にゆっくり倒します。倒しきったら呼吸をくり返して。吸いながら元に戻しましょう。

反対側も同様に　※やりにくい側を多めに行う

つなぎのポーズ

壁に背中をつけて立ち、数呼吸しながら、左右の違いを感じましょう。

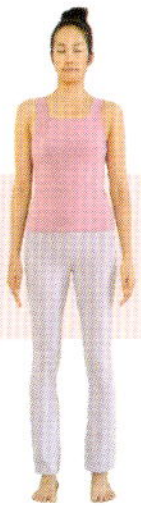

立ち木のポーズへ

2 骨盤のゆがみを整える

DVD 立ち木のポーズ

効果	姿勢矯正に 骨盤のゆがみ解消／背骨のゆがみ解消／反り腰の解消
	[そのほかのメリット] バランス感覚の向上／内ももの引き締め／肩コリ緩和

IMAGE

**どっしりと安定して
生える木をイメージ**

大地にしっかりと根を張る木をイメージしながら足元を安定させましょう。風が吹くとしなる木のように、呼吸とともに体の動きを感じて。

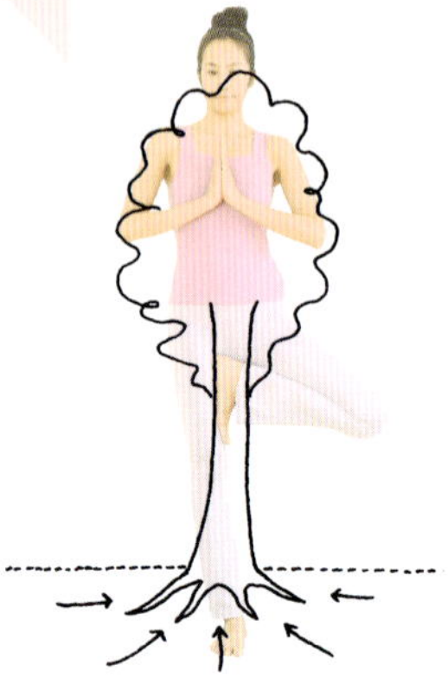

バランスを取りながら上半身のゆがみを解消

片脚をあげて合掌《がっしょう》することで、バランス感覚を養うポーズです。本書では背中から腰を壁につけて行うことで、自然なカーブを失いがちな首や背中、反りすぎた腰を、本来の正しいラインに導きます。体の中心線を意識してポーズを行い、左右のバランスも整えましょう。

1 [自然に呼吸]

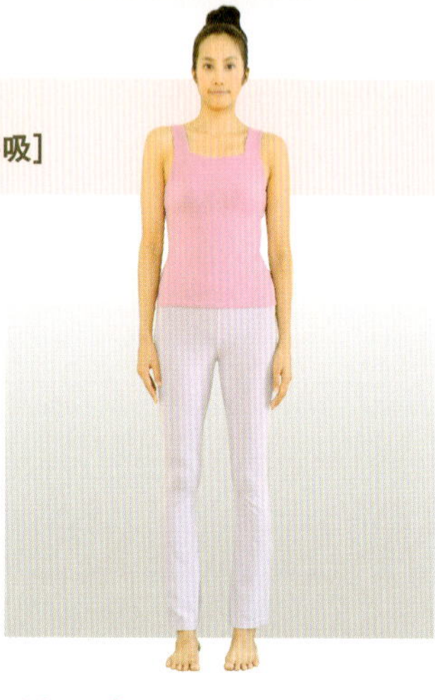

背中を壁につけて立つ

脚を軽く開いて立ち、背中を壁につけます。自然に呼吸をくり返しながら、吐く息のときに床を足裏で押すようにして、足元を安定させましょう。

2 吸う→吐く→吸う

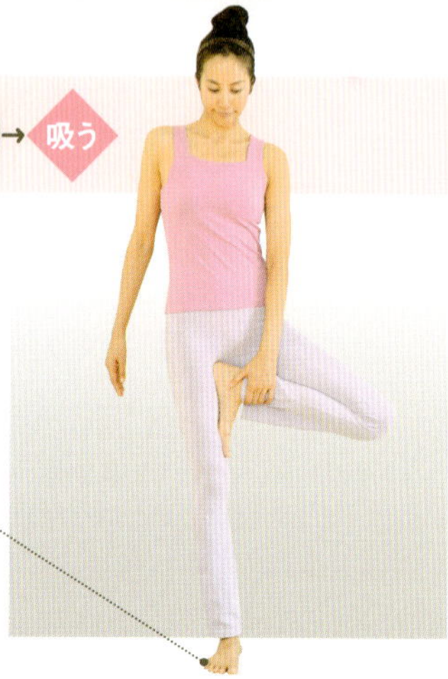

片ひざを曲げて足裏を太ももにつける

一度息を吸い、吐きながらゆっくりと右脚に重心を移します。吸いながら左ひざを曲げ、左手で足首を持って、右太ももの内側に足裏を押しあてます。右足の小指側に力を込めて。

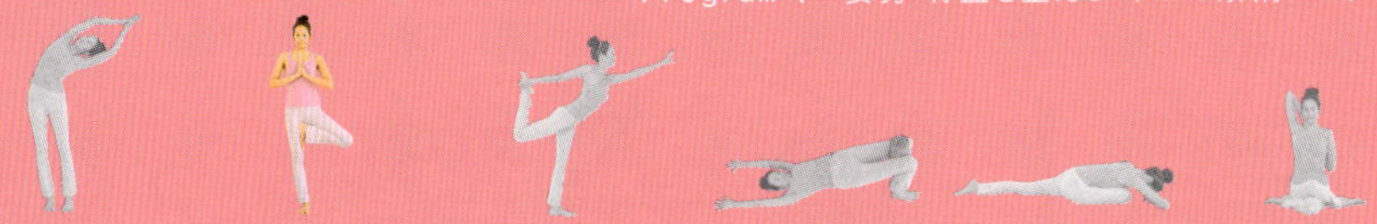
1
2
3
4
5
6

NG

中心線からずれると バランスが崩れる

体が中心線からずれてしまうと、内ももの筋肉が働かずバランスがとりにくくなります。腰に負担がかかり、ケガの原因にもなるので注意。

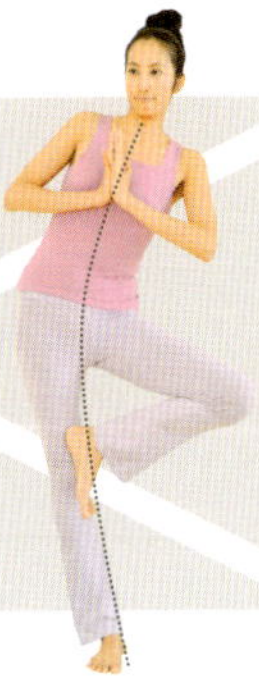

EASY

かかとだけあげると バランスが取りやすい

ふらつく人は、片足のかかとをもう一方の足首にのせるだけでOK。後頭部、背中、腰は壁につけましょう。

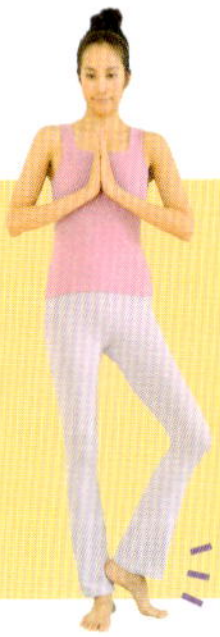

FINISH 3

[自然に呼吸]→ 吸う ⇄ 吐く
[5回リピート]

合掌して後頭部とお尻を壁へ

後頭部を壁につけ、足元を安定させて合掌します。お尻と背中も壁につけて。この姿勢で呼吸をくり返しましょう。

反対側も同様に

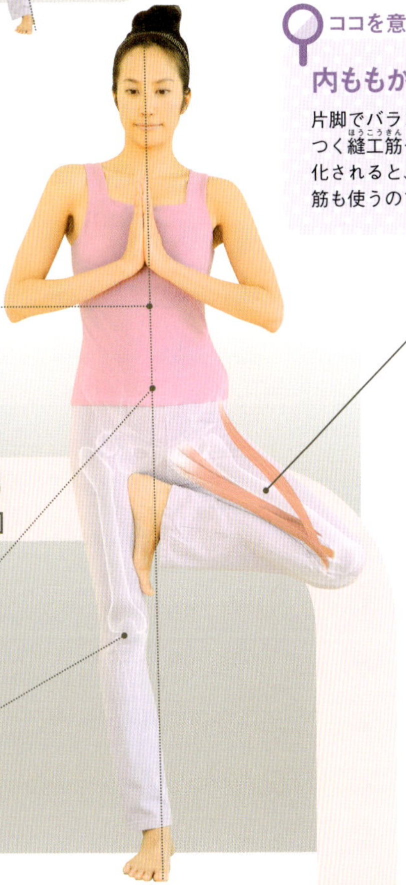
中心線に向けて体のパーツを寄せるような意識をもって
お腹に力を込めると腰が反りにくい
突っ張らず、軽く曲げてゆるめる

ココを意識!

内ももが強化されて美姿勢に!

片脚でバランスをとることで、あげた脚の内ももにつく縫工筋《ほうこうきん》や内転筋群《ないてんきんぐん》などが働きます。内ももが強化されると、後ろに傾いた骨盤が正され、同時に腹筋も使うので反り腰解消にもつながります。

SIDE

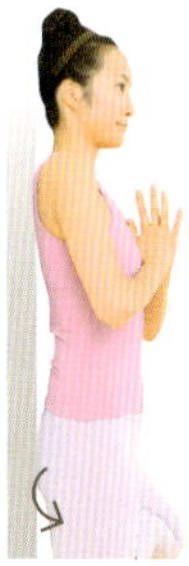

後頭部、背中、お尻を壁につける。お尻の穴を下げるように意識すると、骨盤の背面が壁につきやすい

つなぎのポーズ

立ち姿勢のまま片方の足首を持ってひざを曲げ、太ももをストレッチ。次のポーズがとりやすくなります。

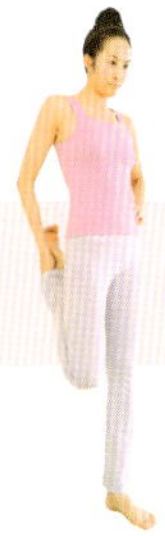

極楽鳥のポーズへ

3 美しい姿勢をつくる

極楽鳥のポーズ

効果	**姿勢矯正に** 猫背を解消／脚のゆがみ解消
	［そのほかのメリット］ 太ももの引き締め／ヒップアップ

IMAGE

躍動感たっぷりに踊るダンサーをイメージ

生き生きと美しい踊りを披露するダンサーになった気分で、体のすみずみまで伸びやかに動かしましょう。

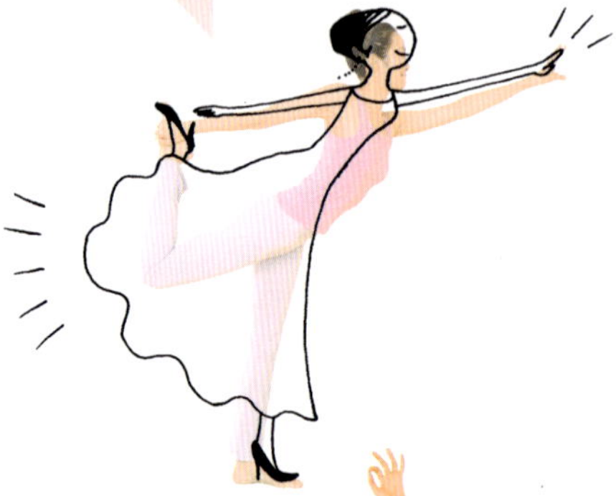

体の前面を伸ばして猫背を正そう

パソコン作業などで前かがみになりがちな現代人は、猫背がくせになっている人も多いもの。これでは見た目が美しくないばかりか、肩コリや腰痛の原因にもなります。背中から脚にかけて弓なりに反らせるこのポーズで、縮みがちな体の前面を伸ばし、猫背を正して美しい姿勢をつくりましょう。

1 吸う→吐く

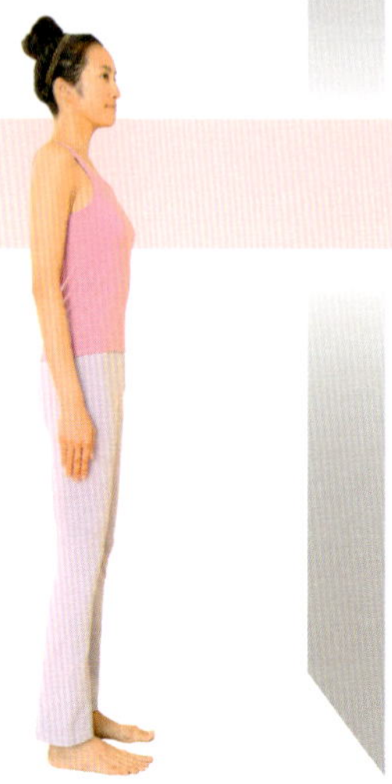

壁の正面に立つ

壁を正面にして、1歩離れてから基本の姿勢(P.23)で立ちます。足元を安定させて、ひと呼吸しましょう。

2 吸う→吐く

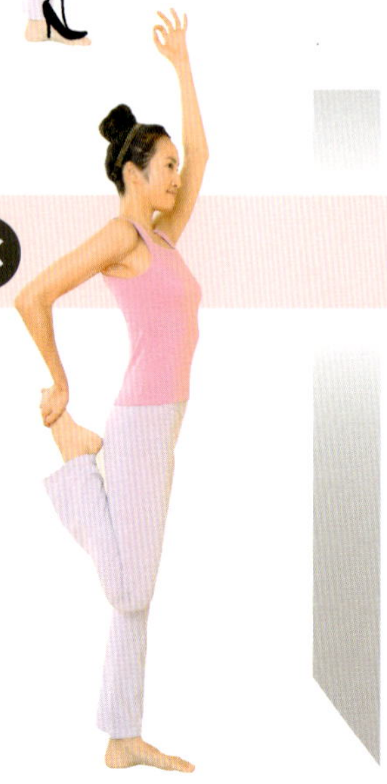

片側のつま先を持ち反対の手を上に

息を吸いながら、左手の親指とひとさし指で輪をつくり天井のほうへ。吐きながら右ひざを曲げ、右手でつま先を外側から持って、太ももの裏にふくらはぎをつけます。

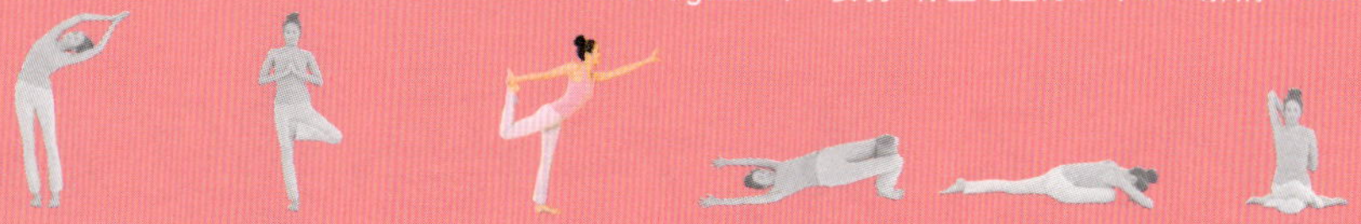
1 ▸ 2 ▸ 3 ▸ 4 ▸ 5 ▸ 6

NG

骨盤がずれると体の前面が伸びない

脚を高くあげようとするあまり、骨盤が正面からずれると、体の前面が効果的に伸びません。壁に体重をかけすぎても伸びないので体重は軸足にかかるように。

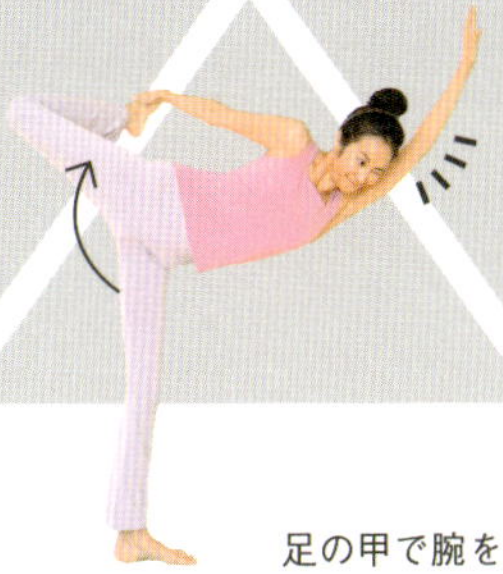

EASY

壁に近づくほどラクに行える!

壁との距離を近づけるほど上半身を傾ける角度がゆるくなり、そのぶん負荷が減ります。ちょうどよい距離を探しましょう。

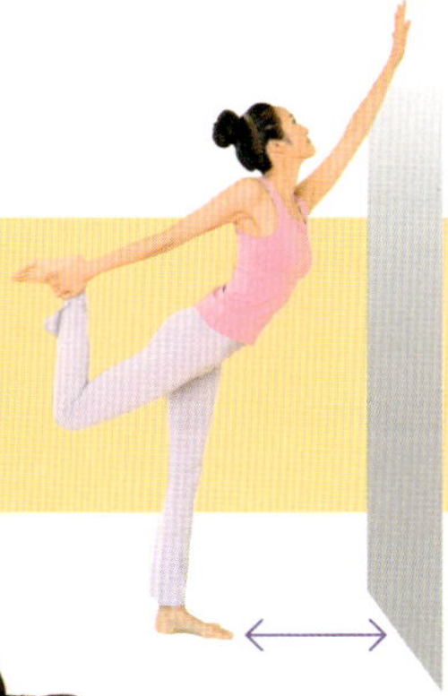

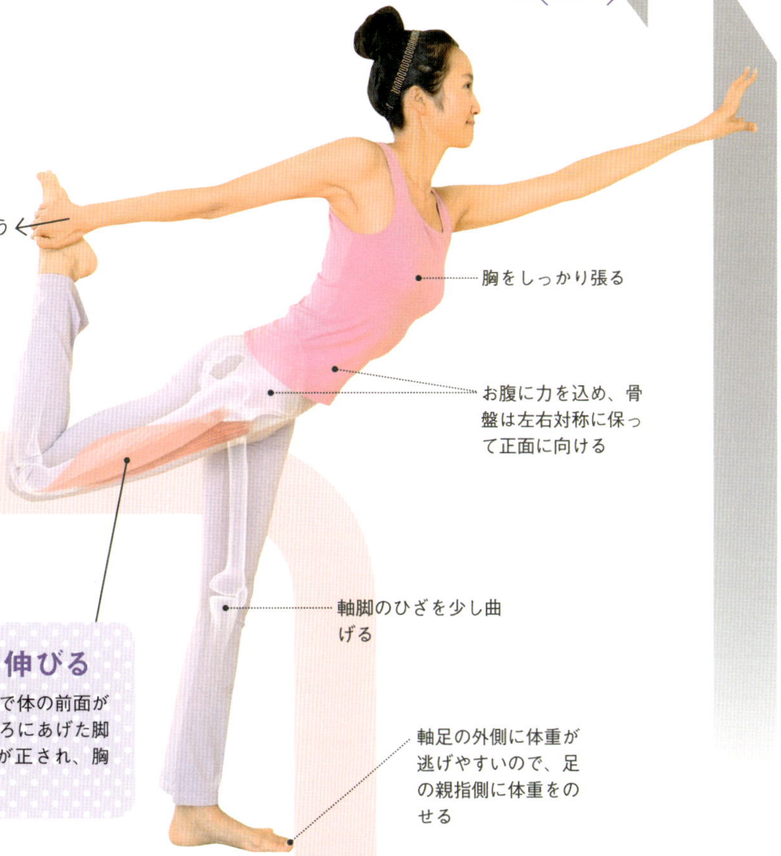
足の甲で腕を伸ばすように手のひらを押す
胸をしっかり張る
お腹に力を込め、骨盤は左右対称に保って正面に向ける
軸脚のひざを少し曲げる
軸足の外側に体重が逃げやすいので、足の親指側に体重をのせる

FINISH 3

吸う → 吐く → 吸う ⇄ 吐く
［5回リピート］

ココを意識!

太ももの前面が心地よく伸びる

背中から腰、脚にかけて反らせることで体の前面が伸ばされます。とくに伸びるのは、後ろにあげた脚の太もも前面につく大腿直筋《だいたいちょっきん》。猫背が正され、胸が開く心地よさも味わいましょう。

上半身を前傾させる

一度息を吸い、吐きながら体重を前に移して上半身を倒します。左手の先を壁につけ、右足を引きあげましょう。この姿勢で呼吸をくり返します。

反対側も同様に

つなぎのポーズ

ひざを曲げて仰向けになり、お腹や腰まわりをリラックスさせて。

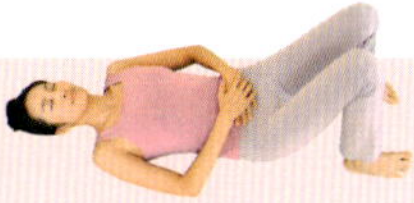

橋のポーズへ

4 ゆるんだ骨盤を締める

橋のポーズ

効果	
	姿勢矯正に 骨盤のゆがみ矯正／背骨のゆがみ矯正
	［そのほかのメリット］ 月経痛の緩和／産後の骨盤引き締め／ヒップアップ

骨盤を支える筋力を養い ゆがみのない骨盤に

仰向けになって腰をもちあげることで、骨盤のゆがみを解消するポーズ。骨盤を支える深部の筋肉に効かせるコツは、ひざと太ももを離さないことですが、はじめのうちは難しいものです。その場合は丸めたバスタオルをひざにはさめば、ひざや太ももを寄せた状態を保ちやすくなります。

IMAGE

連なる真珠が順に 地面につくように

背骨のラインを、数珠のように連なる真珠に見立て、ひと粒ずつ順序よく床につけたり、あげたりするイメージで行って。

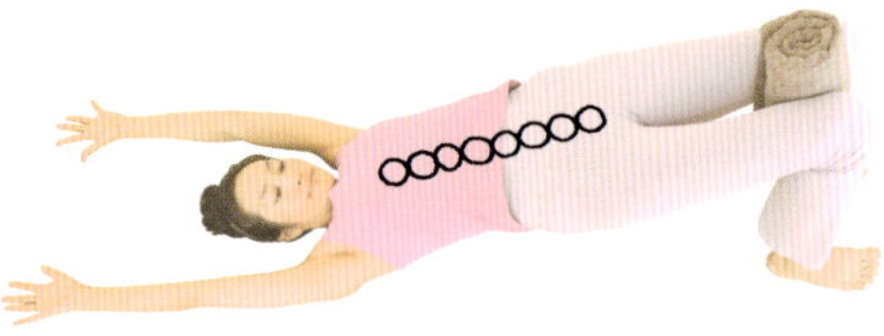

1 吸う→吐く

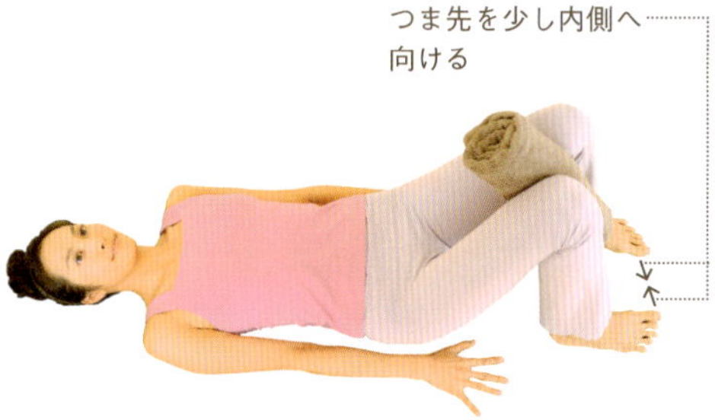

仰向けでひざを曲げる

仰向けになってひざを立て、つま先を少し内側に向けます。ひざのあいだに丸めたタオルをはさみ、ひと呼吸。

2 吸う→吐く

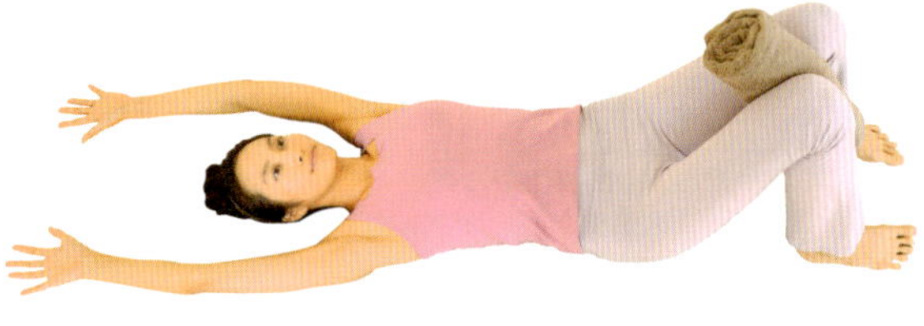

バンザイをする

息を吸いながら、両手を頭上に伸ばします。伸ばしきったら息を吐いて。このときひざはくっつけたまま、離れないように。

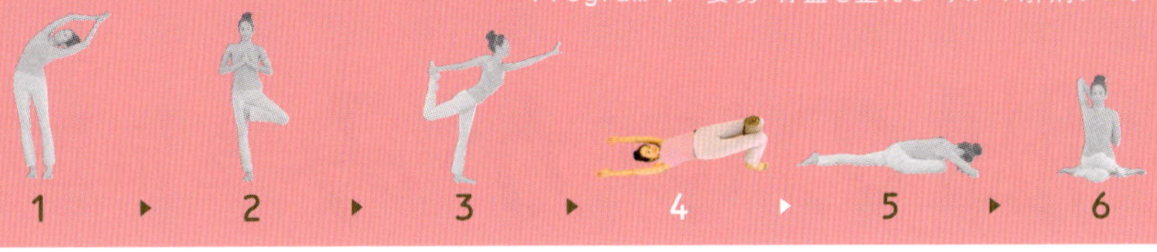

NG

つま先が外に向くと内ももが締まらない

つま先が外側を向くと、内ももへの効果が弱まります。また首がねじれると、バランスが崩れるうえケガのおそれもあるので、注意しましょう。

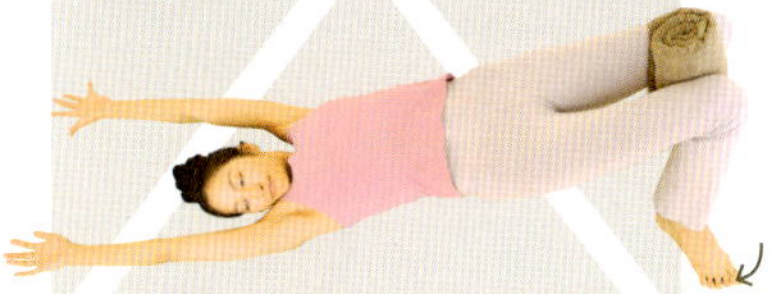

EASY

ひじを立てて腰を低めにするとラク

腰をもちあげるのがつらい人は、立てたひじで床を押すと、ラクになります。もちろん、もちあげられる高さまででOK。

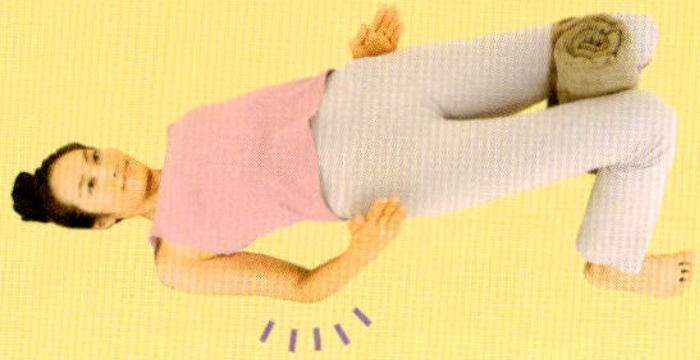

ココを意識!

内ももと連動して深部まで収縮

太ももを寄せることで内ももにつく内転筋群《ないてんきんぐん》が働き、骨盤を深部で支える骨盤底筋《こつばんていきん》も連動して収縮します。吐く息に合わせて太ももを寄せ、深部まで引き締まる感覚を養いましょう。

ひざどうしが離れないようにタオルを締める。締めたときひざが腰幅くらいになるようにバスタオルを2重に巻いて

お腹に力を込め、腹筋を使って腰をもちあげる

息を吐くときに太ももを寄せる

FINISH

3

吸う → 吐く → 吸う ⇄ 吐く
[5回リピート]

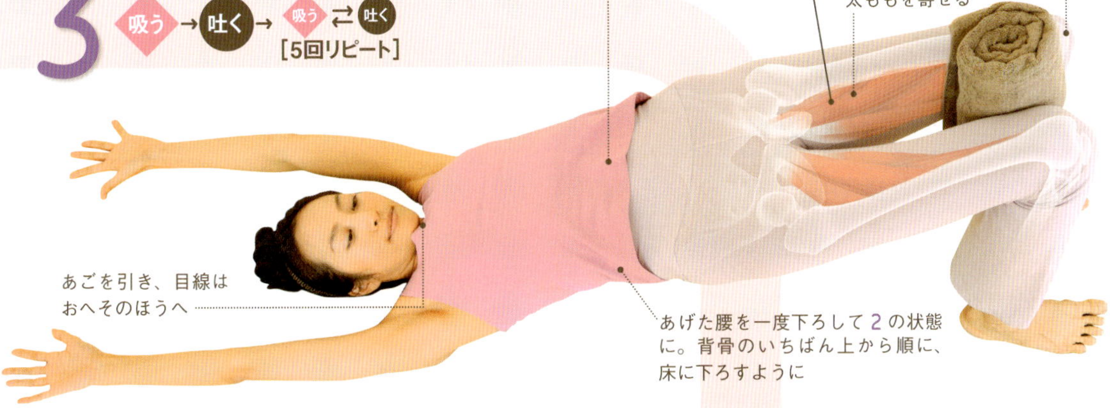

あごを引き、目線はおへそのほうへ

あげた腰を一度下ろして2の状態に。背骨のいちばん上から順に、床に下ろすように

腰をもちあげる

息を吸いながらお腹に力を込め、腰をもちあげます。吐きながら、背骨を上のほうから順番に下ろして床に戻り、吸いながら再び腰をもちあげて。この姿勢で呼吸をくり返します。

つなぎのポーズ

背中を丸めて両手でひざを抱え、前後にゴロンゴロンと揺れて緊張した背中をゆるめましょう。

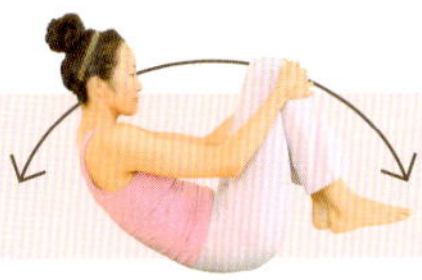

ハトのポーズへ

5 脚のゆがみを矯正する

ハトのポーズ

効果	姿勢矯正に 脚のゆがみ矯正／骨盤のゆがみ矯正／肩のゆがみ矯正
	［そのほかのメリット］ 腰痛の緩和／股関節の柔軟性アップ／呼吸が深くなる

骨盤まわりの筋肉をほぐし 美脚をめざそう

骨盤まわりの筋肉は、骨盤を正しい位置にキープし正しい脚の動きをコントロールするのに大切な存在。片脚を曲げて前屈するこのポーズでは、お尻の深部にある骨盤まわりの筋肉がほぐれ、柔軟性がアップします。胸を張ってから上半身を倒す動きで、呼吸を深く呼び込みながら気もちよく行いましょう。

IMAGE

胸を張った ハトの姿をイメージ

2で息を吸う際、ハトのように前に張り出した胸をイメージ。気もちよく胸を広げた状態で、上半身を倒しましょう。

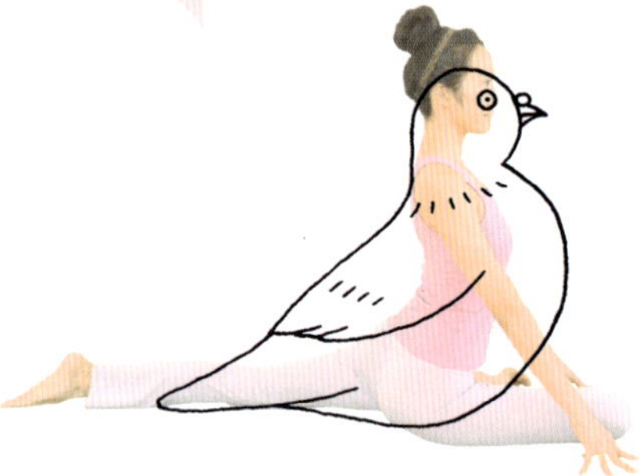

1 吸う→吐く

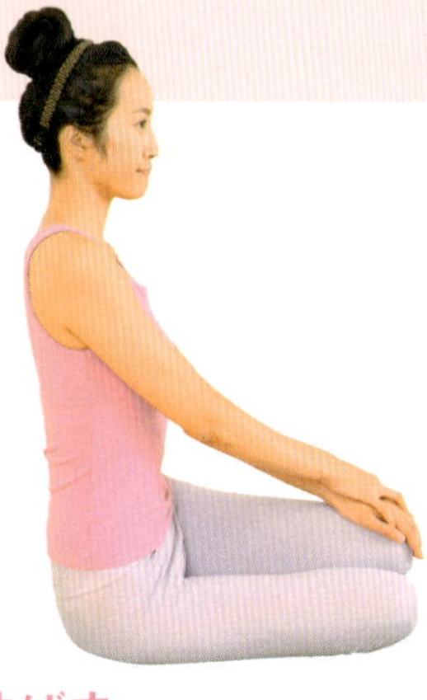

横座りで背すじを伸ばす

横座りで手をひざにつき、背すじを伸ばしましょう。この姿勢でひと呼吸。

2 吸う

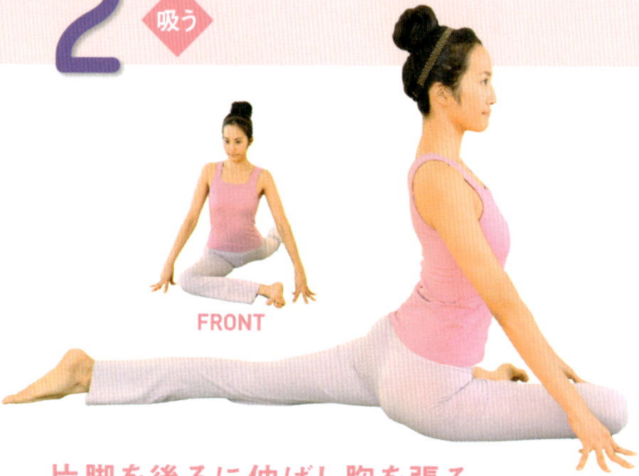

FRONT

片脚を後ろに伸ばし胸を張る

息を吸いながら、左脚を後ろにまっすぐ伸ばし、前方に指先をついて体を支え、胸をしっかりと張ります。

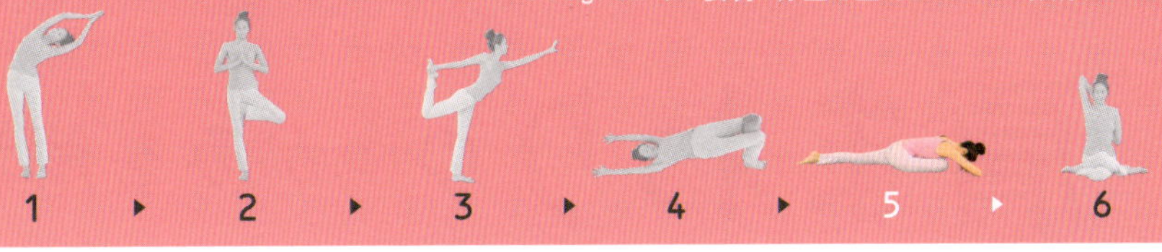
1
2
3
4
5
6

NG

お尻が浮くと
骨盤まわりが伸びない

曲げた脚のほうのお尻が浮いてしまうと、骨盤まわりへの効果が薄れます。また、顔をあげると首の後ろに負担がかかり、気もちよく呼吸ができません。

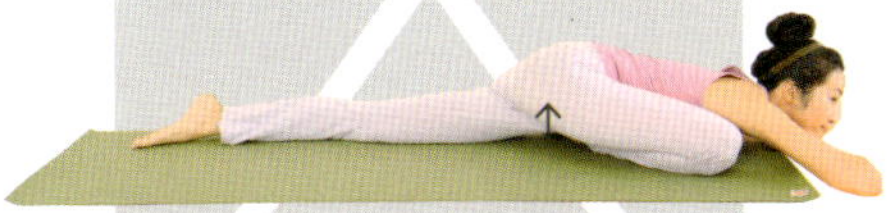

EASY

脚を深く曲げると
上半身を倒しやすい

曲げた脚のかかとを体に近づけると、上半身をラクに倒せます。

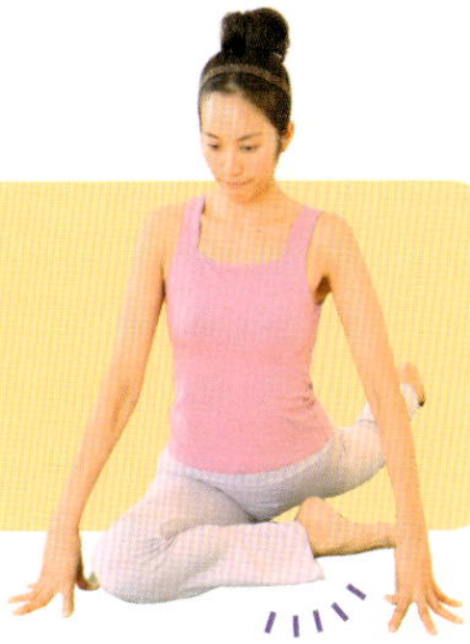

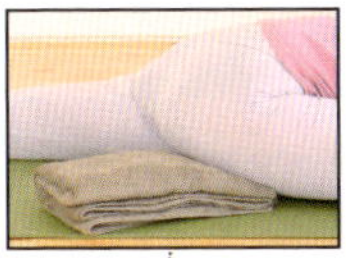

お尻を床につけたままキープするのがポイント。浮いてしまう人は、たたんだバスタオルで浮いた部分を埋めるようにはさんで

ココを意識!

骨盤と脚をつなぐ筋肉がほぐれる

片脚を曲げて前屈することで、骨盤まわりの筋肉が伸びてほぐれます。とくに、仙骨《せんこつ》（骨盤の背面にある骨）と大転子《だいてんし》（脚のつけ根の骨）をつなぐ梨状筋《りじょうきん》が引き伸ばされてほぐれ、骨盤の安定感を導きます。

FINISH

3

吐く → 吸う ⇄ 吐く
［5回リピート］

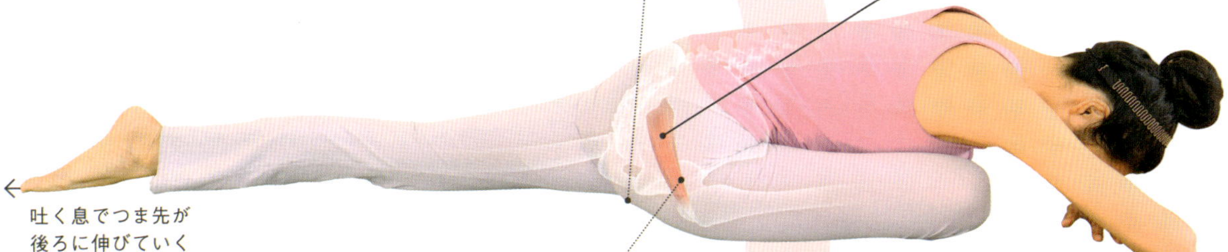
吐く息でつま先が後ろに伸びていくイメージで
骨盤は左右対称を保つ

体を前に倒す

吐きながら、胸を張ったまま上半身を曲げます。組んだ両手の上におでこをのせて、呼吸をくり返して。

反対側も同様に

つなぎのポーズ

あぐらの姿勢で肩を大きく回し、次のポーズで負荷のかかる肩と背中をほぐしておきましょう。

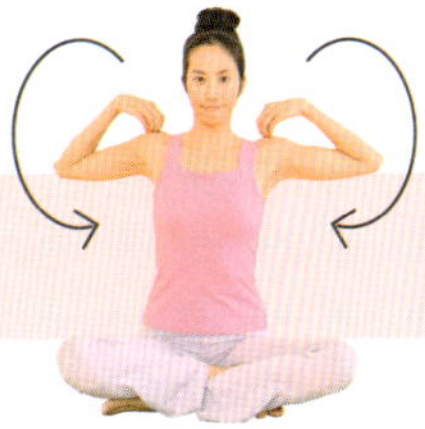

牛の顔のポーズへ

6 肩まわりのゆがみを解消する

牛の顔のポーズ

効果	
	姿勢矯正に 肩のゆがみ矯正／骨盤のゆがみ矯正
	［そのほかのメリット］ 肩コリ解消／体幹が定まる／集中力アップ

IMAGE

「8」の字に腕を結びつけて

背中側で数字の「8」をつくるイメージで、腕を結びつけましょう。「8」の字の交点で、手と手が固く結ばれるよう意識して。

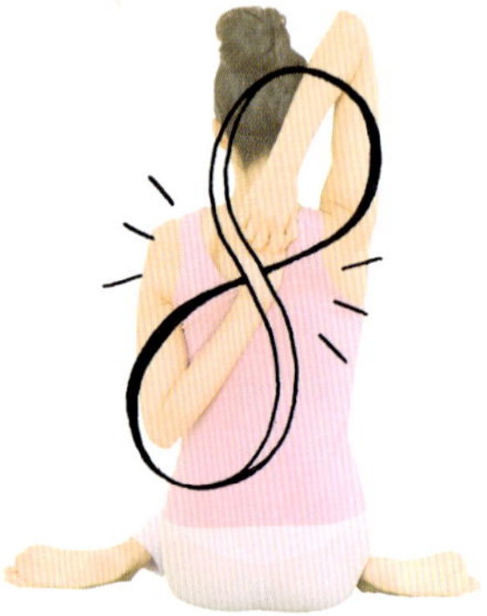

左右の差を観察して 心身のバランスを整えよう

ひざを重ね、両腕を背中に回して数字の「8」の形に結ぶポーズ。骨盤や肩甲骨の左右差を感じやすく、苦手なほうを多めに行うことでバランスが整います。また、肩まわりの血行がよくなりコリが解消、体の中心線に手脚を寄せることで体幹が定まり、精神力や集中力も鍛えられるなど、心身を調整する効果にすぐれています。

1 ［自然に呼吸］

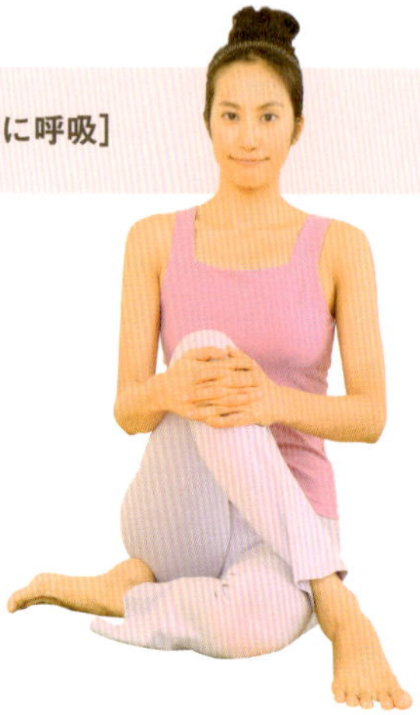

ひざを立てもう一方の脚を折り曲げる

ひざを立てて座った状態から、左脚を折り曲げてかかとを右の太ももにくっつけます。

2 ［自然に呼吸］

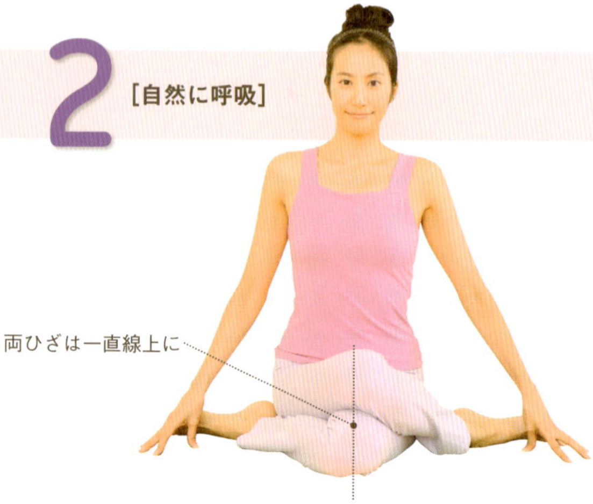

もう片方の脚も曲げてのせる

右脚を折り曲げて左脚の上にのせ、左右のひざをそろえます。背すじはまっすぐ伸ばしましょう。

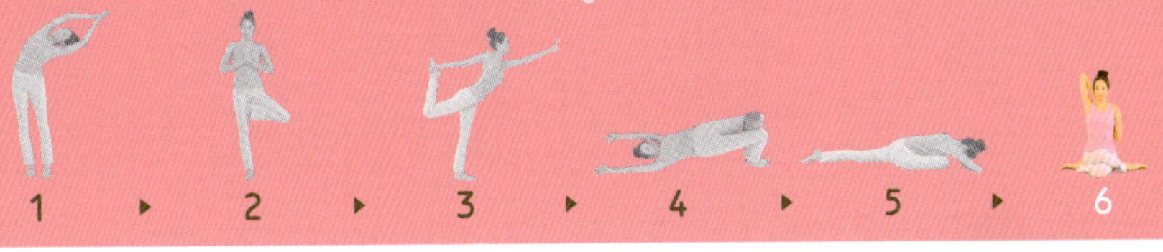
1
2
3
4
5
6

NG

姿勢が悪いと 胸部が伸びない

背すじが曲がり、首が前に出ると胸部が効果的に伸びません。また、腹筋が使えていないと骨盤が倒れ、体幹への効果が減ります。

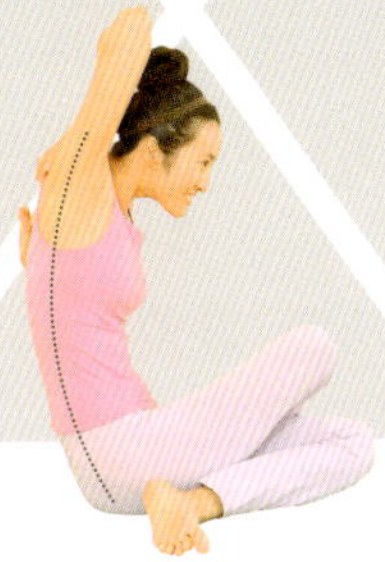

EASY

手が届かなければ タオルを使うとラク

後ろで手を結ぶのが難しい人は、無理せずタオルを使いましょう。手と手の間隔が長いほど負荷が少ないので、自分が心地よく行えるところを探して。

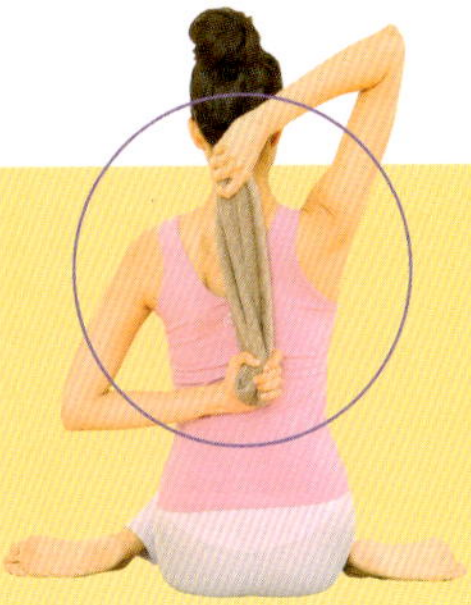

ココを意識!

胸を開いて肩甲骨をストレッチ

腕を後ろに回すことで、あげた腕のつけ根から胸部にかけてつく大胸筋《だいきょうきん》と、下げた腕の大胸筋の深部につく小《しょう》胸筋《きょうきん》が伸びます。姿勢の悪さなどからくる、前に出がちな肩が後ろに引っ張られ、肩甲骨が寄せられるのを感じて。

FINISH

3

［自然に呼吸］→ 吸う ⇄ 吐く ［5回リピート］

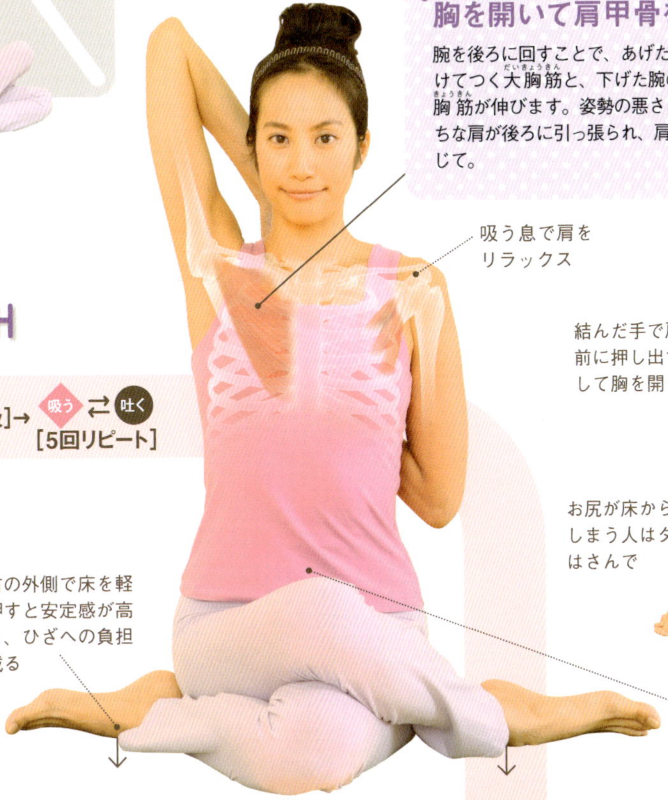
吸う息で肩をリラックス
足首の外側で床を軽く押すと安定感が高まり、ひざへの負担も減る
吐く息で腹筋に力を込め、太ももを内側に寄せると体幹を強化する効果が高まる

BACK

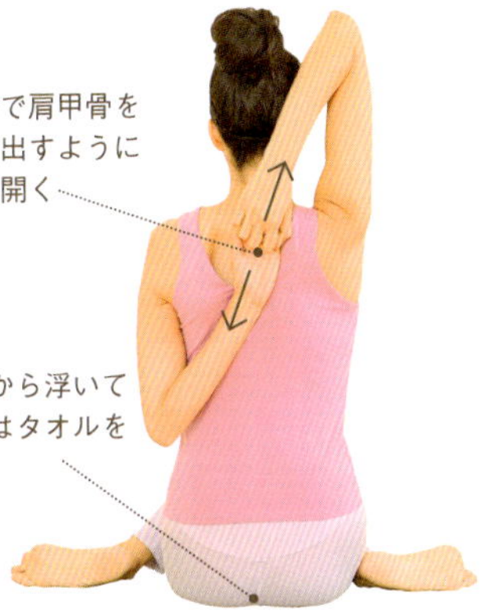
結んだ手で肩甲骨を前に押し出すようにして胸を開く
お尻が床から浮いてしまう人はタオルをはさんで

腕を背中側に回して引き合う

右腕を上から、左腕を下から背中側に回し両手を結び、引き合います。この姿勢で呼吸をくり返します。

反対側も同様に　※苦手な側は呼吸の回数を増やす

クールダウン

仰向けになって、ひざの下に丸めたバスタオルを敷いて。全身の力を抜き、ゆったり呼吸を続けて休みましょう。

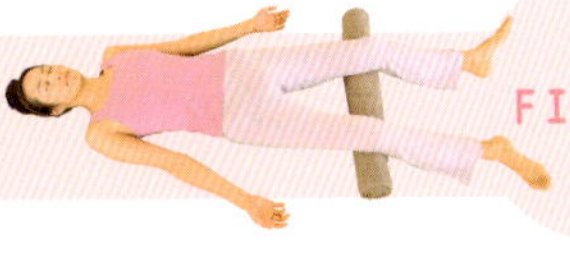

FINISH

Yoga Column 5

“美姿勢”を手に入れる日々の工夫

写真に写った自分の姿を見て、姿勢の悪さにビックリしたことはありませんか？　その原因はパソコンや携帯電話を長時間使うことが関係しているかもしれません。とくに最近多いのが、横から見たときに頭部が前に出て背中が丸まり、肩や胸が内側に閉じてしまう、いわゆる猫背の姿勢。実際に電車などでもよく見かけます。

「胸が開くと、目の輝きが増す」という言葉を、アメリカのヨガスタジオで耳にしましたが、姿勢が整うとスタイルがよく見えるだけでなく、なんとなく前向きで明るくなる気がするもの。ある研究では、鬱《うつ》の人を観察すると、その大半は胸が閉じた猫背だったそうです。

逆につねに悪い姿勢でいると、姿勢を支えている筋肉のバランスも取れず、よけいな負担がかかって体にコリやこわばりが生じてしまうのです。

そこでヨガの出番です。コリやこわばりが気になる箇所にこそ、ていねいに意識を向けながらポーズを行うと、体のバランスが整い、しだいに姿勢までよくなります。

体のどこかに違和感を覚えるのは、バランスを整えるチャンスでもあるのです。もちろん、その感覚は人それぞれ違って当然。そのためヨガのポーズでは、「外から見て美しい形」をとろうとするのでなくて、「自分の体や呼吸を心地よく保てる形」をとるのが、その人にとっての正しいポーズとされています。

また、家にいるときや仕事中など、ふだんの生活のなかでも、姿勢に気をつけて過ごし、美姿勢をめざしたいものです。とくに鏡の前を通るときには、意識的に姿勢のバランスをチェックしてください。ポイントは、床から垂直に伸びる一直線上に腰、肩、頭が並ぶこと。「姿勢が崩れているな」というときは、壁を使って行う次の方法で、体の正しいバランス感覚を取り戻しましょう。

まず足を腰幅に開き、腰、肩、後頭部をなるべくぴったりと壁につけて立ちます。このとき、左右の足に均等に体重をかけましょう。猫背が気になる人は肩を意識的に壁につけて。腰が反ってしまう人は、腰椎《ようつい》のカーブを平らに近づけます。そのままの姿勢で目を閉じ、深い呼吸を何度かくり返しながら、姿勢を調整していきましょう。

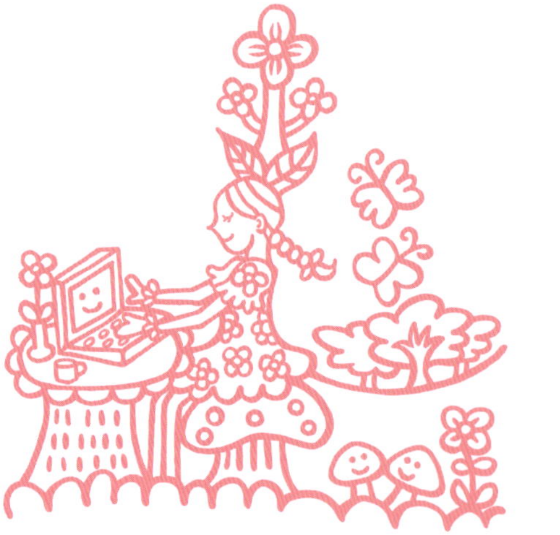

Program

5

心と体を整える
リラックスプログラム

疲れやストレスはいったん解消し、体をリセットしないとたまる一方。
安らぎがほしいときや１日の終わりに行い、緊張を心地よくほぐしましょう。

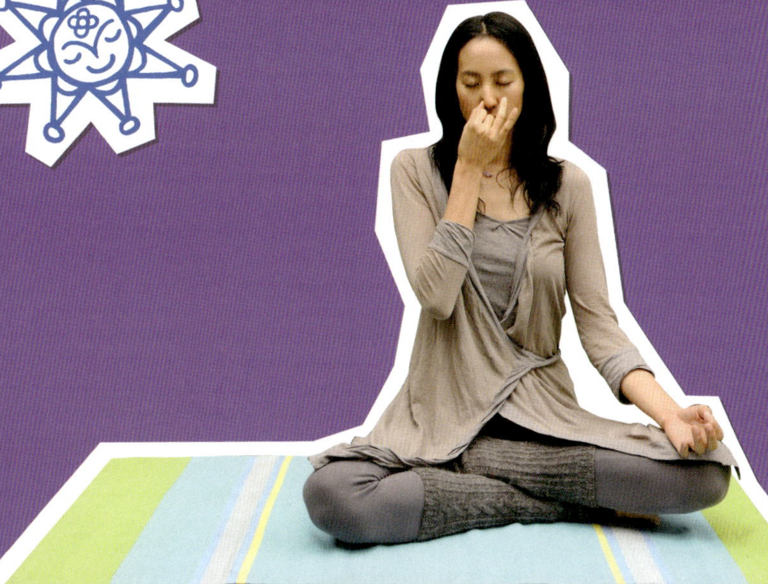

このプログラムのねらい

心身の緊張を解きほぐし深いリラックスをもたらす

　ここからは体にしみついたコリをほぐし、心の緊張を取りのぞきストレスをゆるゆるとほどいていくポーズを紹介します。いつも肩に力が入っている慢性的な緊張状態から、「安らぎ」や「大地との結びつき」を感じられるリラックス状態へと導きます。就寝前はもちろん、ストレスを感じたときに、いつでもおすすめしたいプログラムです。

　選んだポーズは、ヨガのなかでもとくにやさしく行えるものばかり。それでいて、心と体がじんわりと充電されていくような“滋味《じみ》深い”ポーズを集めました。

　たとえば「壁に脚をかけるポーズ」はシンプルな動きですが、下半身がじわじわと軽くなり、心のざわつきまで鎮《しず》まる上質なポーズです。

　そのほか疲れやすい部位をほぐすポーズや呼吸法も、心身の緊張をやわらげるのに効果的。プログラムを通して、心地よく呼吸を続けながら大地に身をあずけるような安堵《あんど》感を味わい、奥深いリラックス状態を導いてください。

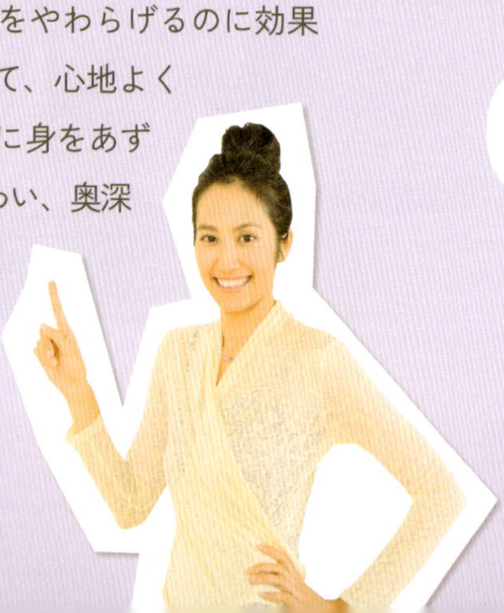

START

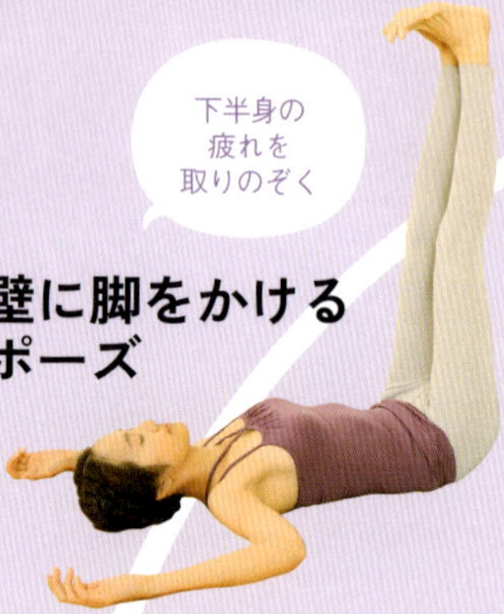

下半身の
疲れを
取りのぞく

1 壁に脚をかけるポーズ

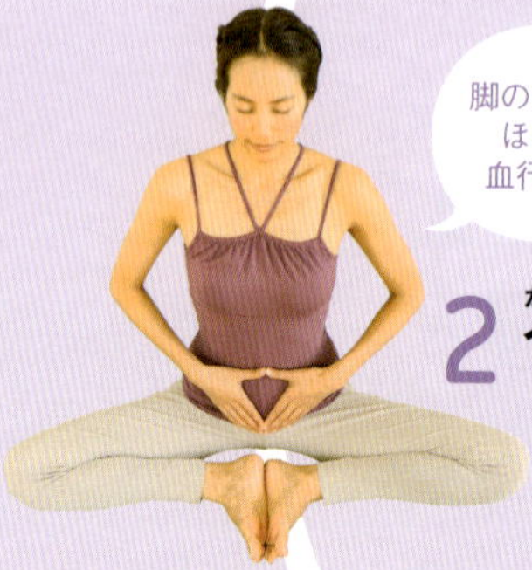

脚のつけ根が
ほぐれて
血行促進！

2 合《がっ》せきのポーズ

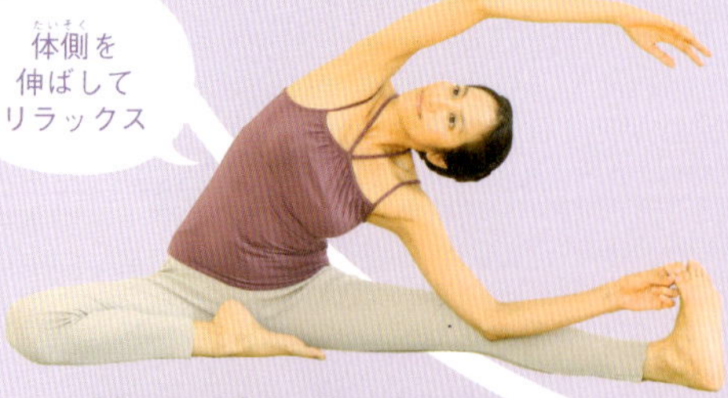

体側《たいそく》を
伸ばして
リラックス

3 片ひざを曲げて行う胸を開くポーズ

Program5を行うと……

- 疲れた部位が心地よくほぐれる
- たまった疲れやストレスが消えていく
- 緊張が取れて精神的にリラックス
- 深い呼吸がもたらされる

準備するもの……アイピロー（P.107で使用）

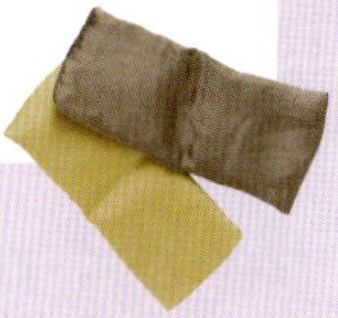

FINISH

片鼻ずつの呼吸で
バランスを
整える

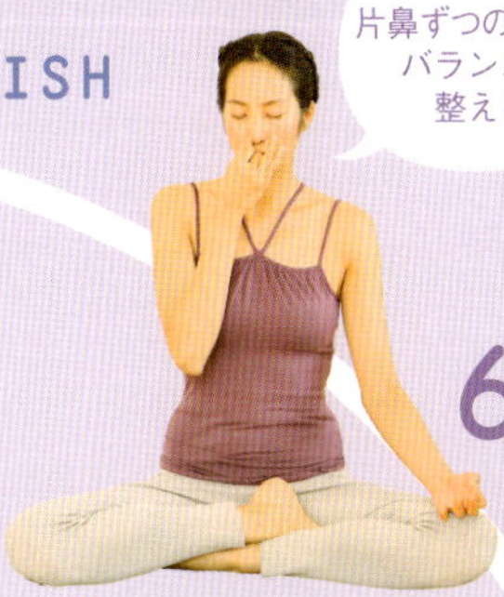

6 片鼻式呼吸

体をねじって
血流を復活！

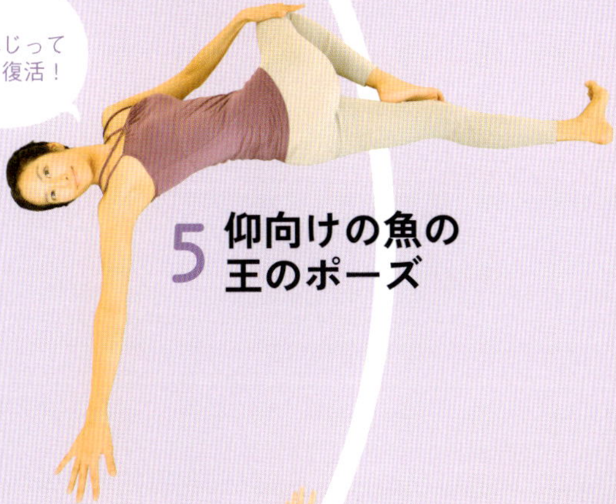

5 仰向けの魚の王のポーズ

4 猫のポーズC

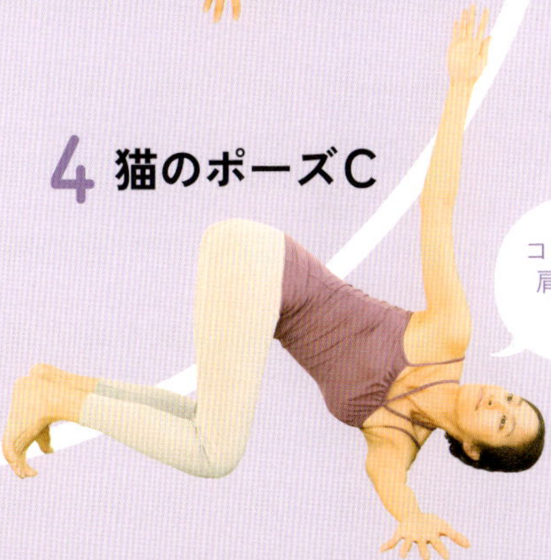

コリ固まった
肩まわりを
ほぐす

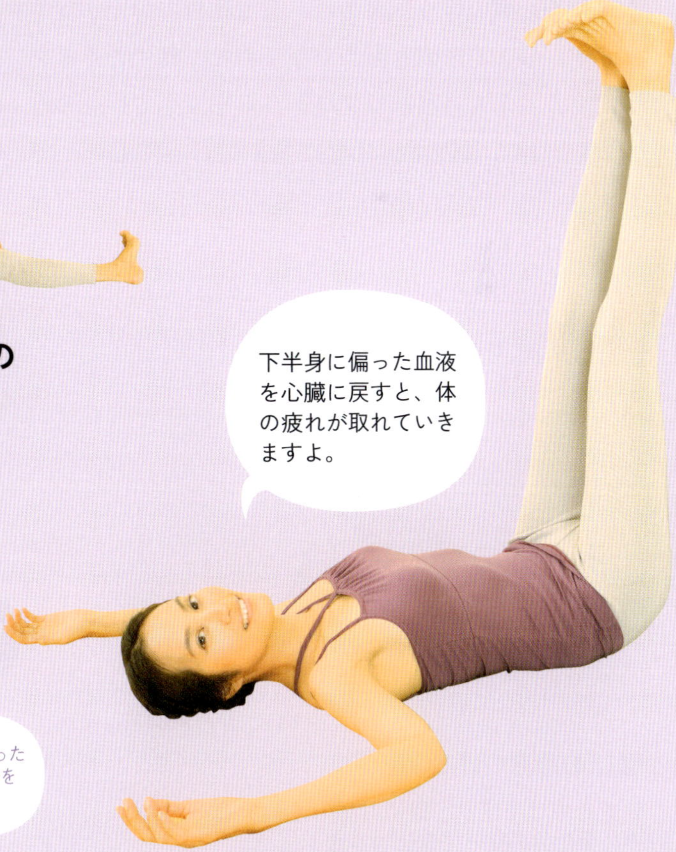

下半身に偏った血液を心臓に戻すと、体の疲れが取れていきますよ。

1 疲れた脚をいたわる

壁に脚をかけるポーズ

効果	
	リラックスに 脚のむくみ、疲労解消／神経を鎮静させる／睡眠の質向上
	［そのほかのメリット］ 血流アップ／ホルモンバランス調整

IMAGE

脚の血液が滝のように流れ落ちるイメージで

滝つぼに勢いよく水が流れ落ちるように、骨盤に向かって、脚の血液が一気に流れていく様子を思い浮かべましょう。

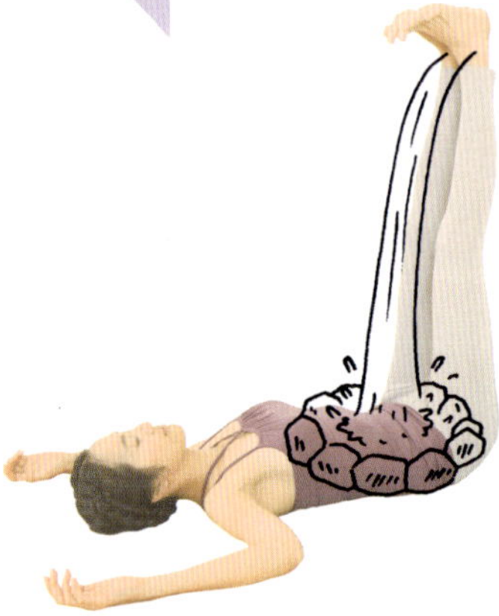

脚を高くあげるだけで だるさやむくみが取れる！

壁を使って脚をもちあげるポーズ。下半身に偏りがちな血液が心臓のほうへ戻され、疲労物質の排泄《はいせつ》が促されます。リンパの流れもよくなるので、脚のむくみを解消する効果も。疲れてプログラムをすべて行うのがつらい日は、このポーズだけ長めに行ってもいいでしょう。

1 ［自然に呼吸］

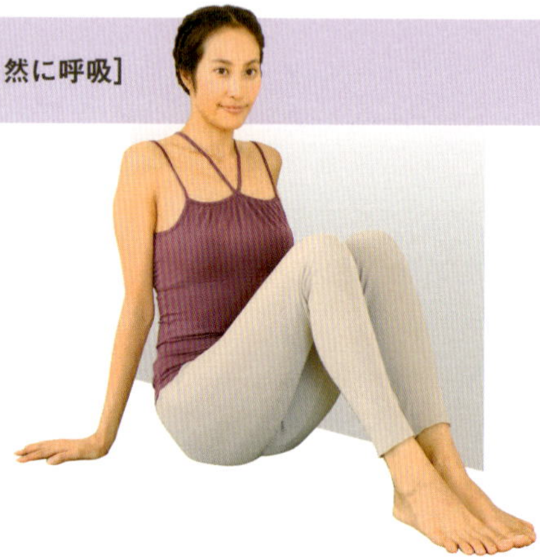

壁にお尻をつけて座る

ひざを曲げて座り、壁にお尻の左側をつけます。手は体の後ろで床につきましょう。

2 ［自然に呼吸］

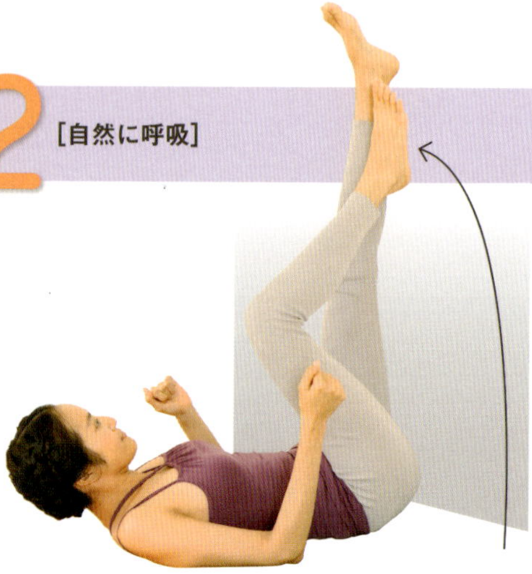

壁に脚をかける

背中を床につけ、壁づたいに歩いて脚をあげていきます。脚の動きに合わせて軽く腕を振り、反動をつけましょう。

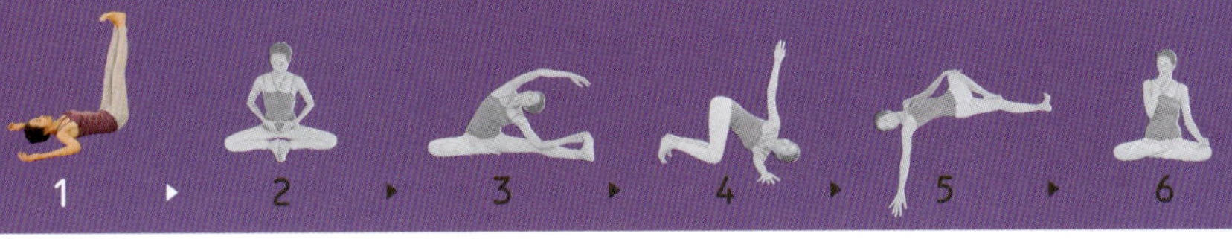
1
2
3
4
5
6

NG

骨盤がねじれるとゆがみの原因に

脚の位置が左右非対称になると骨盤がゆがむ心配も。顔や奥歯に力が入った状態も、リラックスのさまたげになります。

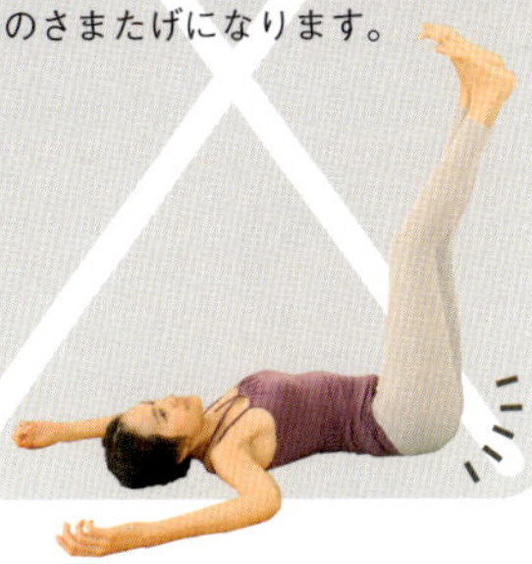

EASY

お尻と壁の間隔をあけてひざを曲げるとラク

太ももの裏側を壁につけるのがつらい人は、お尻を壁から少し離し、ひざを軽く曲げるとラクに行えます。

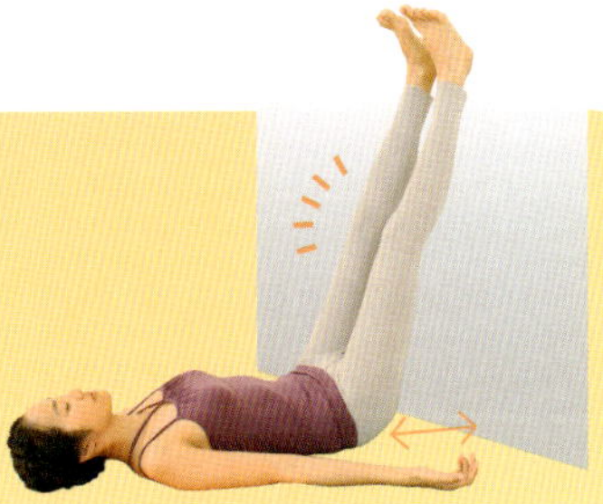

ココを意識!

静脈の弁が開いて脚の血行アップ

血液を心臓に戻すための静脈には、逆流を防ぐため一方向にだけ開く弁がついています。脚をあげると、この弁が自然に開いて血液やリンパが流れ、心臓へ戻る働きを促進。疲労やむくみが取れます。

FINISH

3

吸う ⇄ 吐く
[5回リピート]

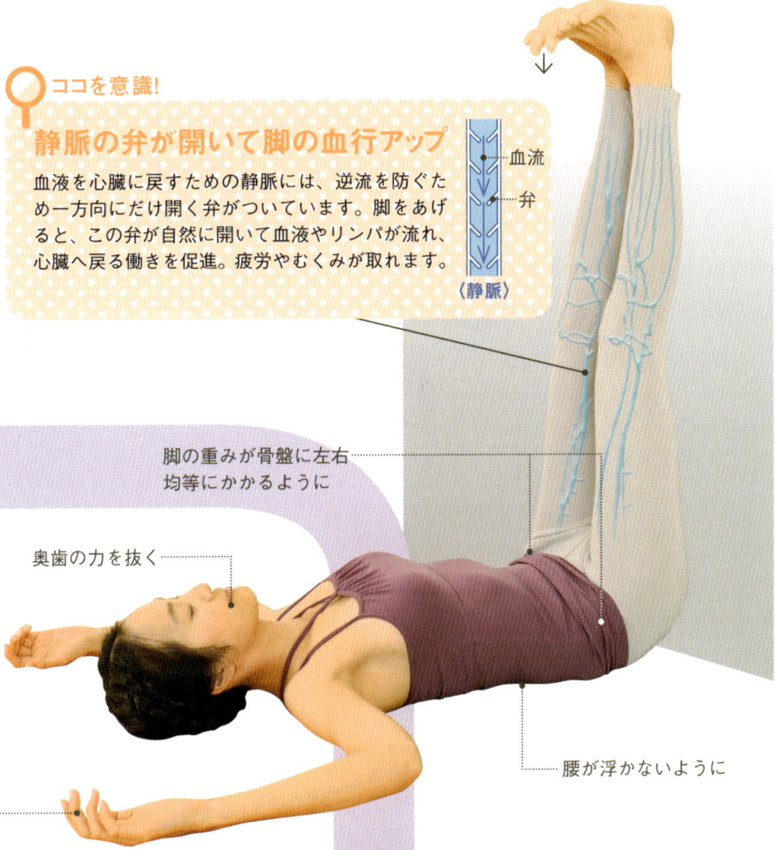
血流
弁
〈静脈〉
脚の重みが骨盤に左右均等にかかるように
奥歯の力を抜く
腰が浮かないように
手をあげることで胸まわりが開き、呼吸が深くなる

脚を伸ばしてリラックス

上まであがったら脚をまっすぐ伸ばし、つま先を体のほうに向けます。床に下ろした手のひらを天井に向けて頭より上に置きます。リラックスして呼吸をくり返しましょう。

つなぎのポーズ

ひざを曲げながら脚を下ろし、両足の裏を合わせてひと休み。内ももが伸ばされ次のポーズの準備にもなります。

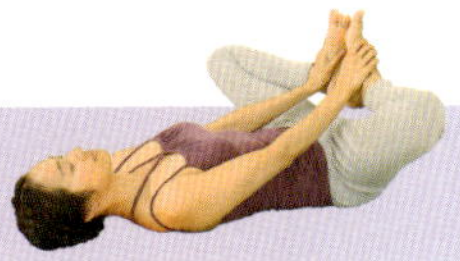

合せきのポーズへ

2 硬くなった股関節をほぐす

合《がっ》せきのポーズ

DVD

注意 ひざに痛みがある人は行わないこと

効果	リラックスに 股関節をゆるめる／骨盤周辺の緊張緩和／ストレス解消
	［そのほかのメリット］ 骨盤矯正／生理痛の緩和／むくみ解消

IMAGE

体内にある悪いものを
吐く息とともに出しきる！

手をあてたお腹に深い呼吸を入れ、吐く息とともに、体内にたまった疲労やストレスを鼻から外に出すイメージで行って。

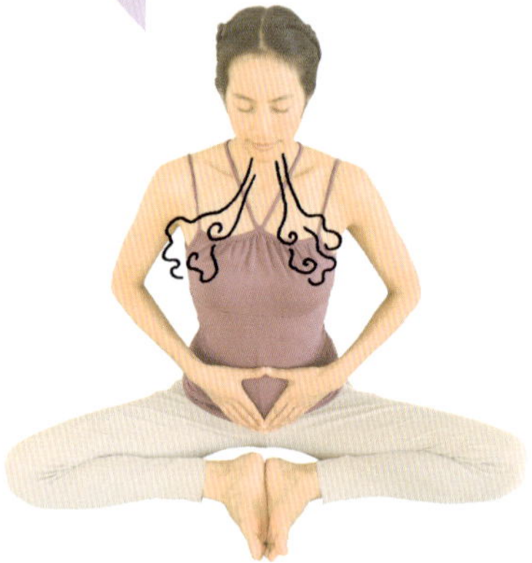

開脚によって脚のつけ根や骨盤まわりの緊張がゆるむ

疲れやストレスがたまると、無意識のうちに脚のつけ根や骨盤まわりが緊張して、筋肉や関節が硬くなりがち。股を大きく開くこのポーズでは、内ももが強く伸ばされることで股関節がほぐれ、脚から骨盤周辺の血行が促されます。その状態で深い呼吸をくり返し行い、リラックスしていきましょう。

1 ［自然に呼吸］

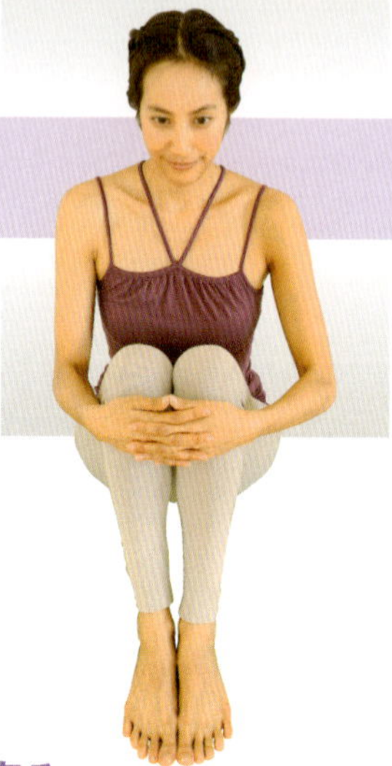

背中を壁につけて座る

背中を壁につけ、両手でひざを抱えて座ります。

2 吸う→吐く

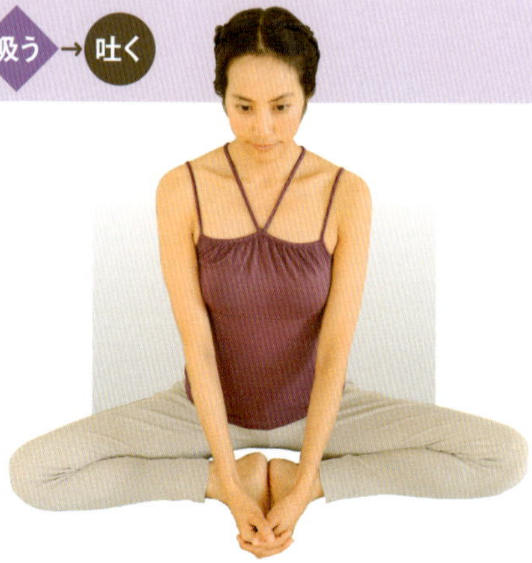

開脚して足裏を合わせる

脚を開いてひざを床につけ、足の裏をぴったり合わせ、つま先を抱え込みます。なるべくかかとを体に近づけましょう。この姿勢でひと呼吸。

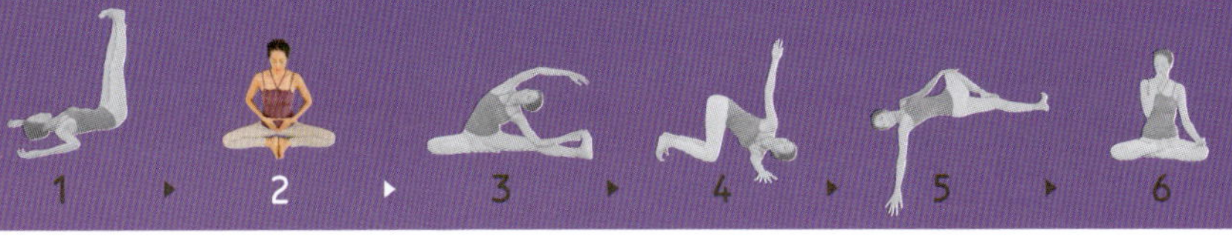
1
2
3
4
5
6

NG

背中が丸まると内ももが伸びない

腰や背中が丸まると股関節がつぶれて伸びません。肩や首が力むと、リラックスできないので注意。

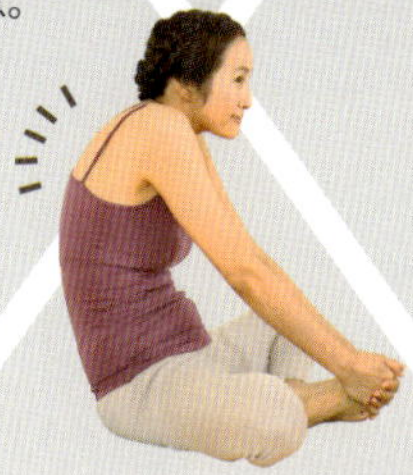

EASY

腰やひざが浮く人はタオルを使って

腰が浮く人は、たたんだバスタオルですき間を埋めるようにすると体が安定します。ひざが床につかない人も、タオルをはさんで。

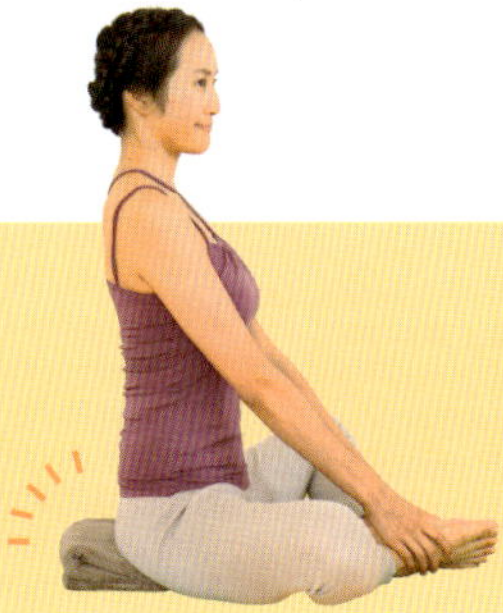

ココを意識!

内ももが伸びてリラックス

脚を開くと、内ももにつく縫工筋《ほうこうきん》が引き伸ばされ、股関節の滞りが解消して、骨盤周辺もスッキリします。吸う息で緊張がゆるみ、吐く息とともに疲れが抜けていく感覚を味わって。

FINISH

3　吸う ⇄ 吐く
[5回リピート]

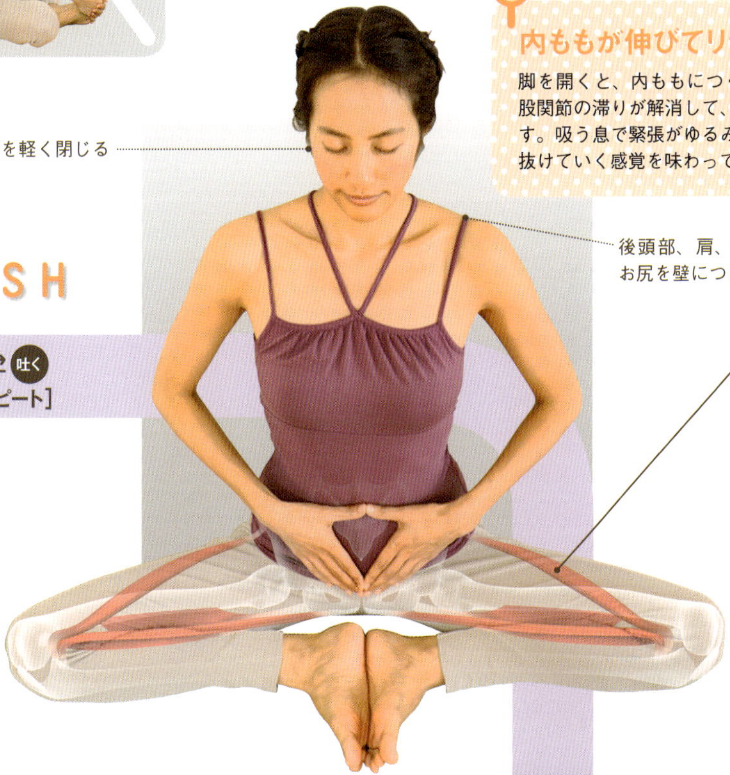
目を軽く閉じる
後頭部、肩、背中、
お尻を壁につける

手をお腹にあて呼吸を感じる

親指とひとさし指で三角形をつくり、お腹にあてます。手のひらでお腹の動きを感じながら、ゆっくり呼吸をくり返しましょう。

つなぎのポーズ

股関節からかかとを離して上半身を前屈させ、おでこを足につけて数呼吸。伸ばした太ももを休めて。

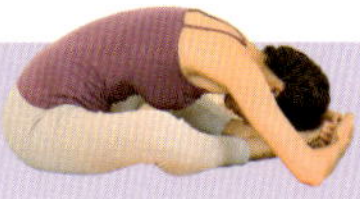

片ひざを曲げて行う
胸を開くポーズへ

3 縮んだ体側が伸びる

片ひざを曲げて行う胸を開くポーズ

DVD

効果	**リラックスに** 上半身のコリ解消／わき腹のリラックス／精神面の鎮静	
	［そのほかのメリット］ 呼吸を深くする／腰痛の解消	

IMAGE

太陽に向かって伸びる
ひまわりのように

骨盤を植木鉢に見立て、鉢から光に向かって伸びやかに生長するひまわりのように、上半身を斜め上に気もちよく伸ばして。

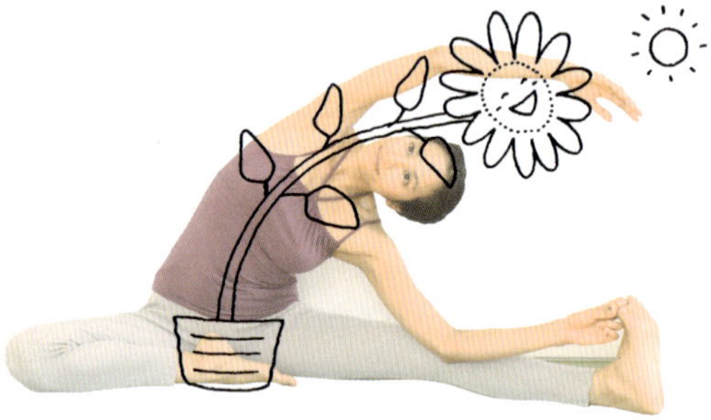

日中縮みがちな体側をほぐしてリラックス

上半身を横に倒して、体側《たいそく》を伸ばすポーズ。長時間の座り姿勢で前傾し、縮んだわき腹の筋肉や骨格が、引き伸ばされてほぐれます。背中や腰も伸び、また胸まわりも開いて呼吸が深くなります。胸を開くことは、精神的な明るさを取り戻す効果も。疲れたら気もちよく体側を伸ばし、リラックスにつなげましょう。

1 吸う→吐く

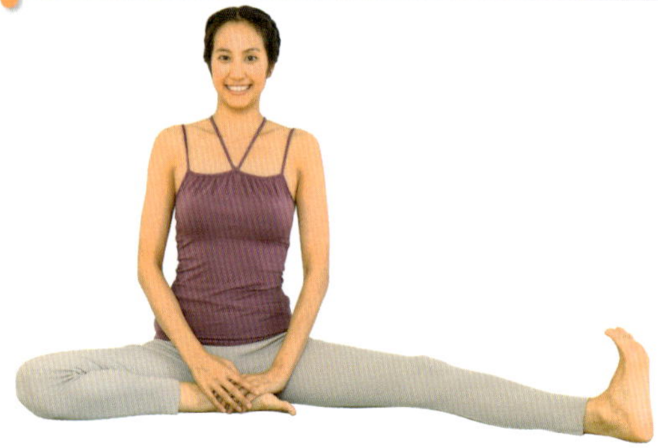

片脚をまっすぐ伸ばす

背中と腰を壁につけて座り、左脚を横に伸ばします。右のかかとはお尻に近づけて。この姿勢でひと呼吸しましょう。

2 吸う

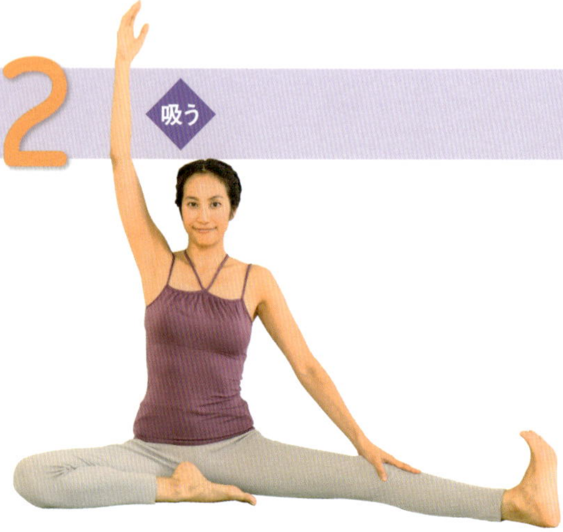

片手をあげる

左手を左ひざにのせ、息を吸いながら右手をまっすぐ天井のほうにあげます。

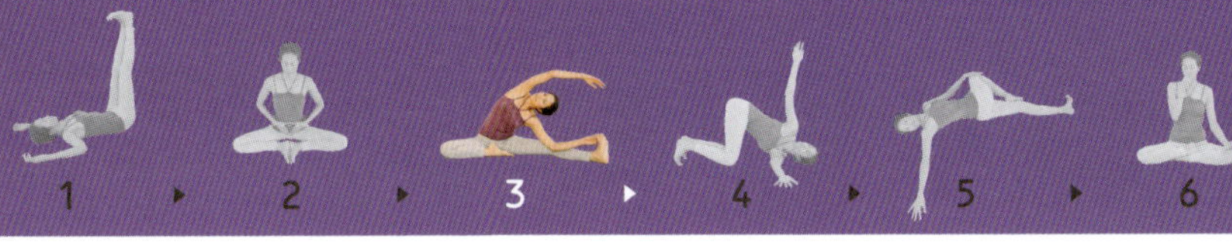
1
2
3
4
5
6

NG

お尻が浮くとわき腹が伸びない

お尻が床から離れたり、上半身が前に倒れたりするとわき腹が伸びません。体を倒そうとするあまり、わき腹や胸がつぶれても、呼吸が浅くなりNG。

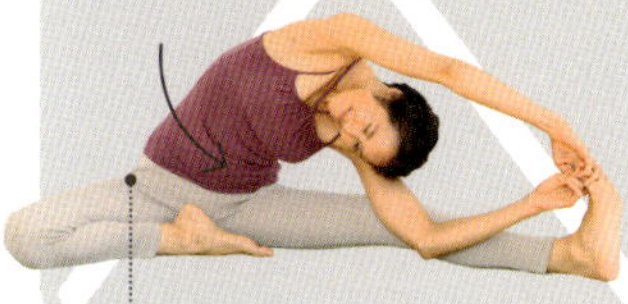

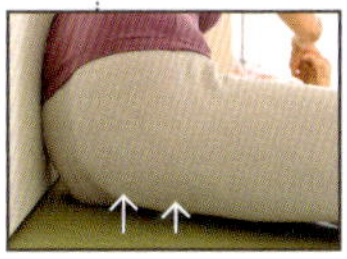

EASY

浅く曲げて手は脚につくとラク

上半身を浅く曲げるとラク。手が足の親指に届かなければ、脚にそえるだけでOK。ただしつま先は体のほうに向けて。

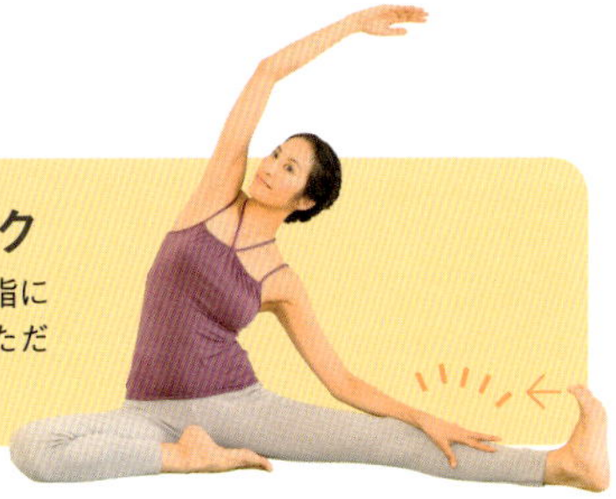

ココを意識!

わき腹が伸びて疲れを解消

上半身を横に倒すことで、倒す側と反対のわき腹につく腹斜筋《ふくしゃきん》が伸びます。肋骨《ろっこつ》と骨盤の間隔も広がるため呼吸のスペースも広がります。息をするたびに肋骨の間隔が広がり、呼吸が深くなるのを感じましょう。

FINISH

3

吐く→吸う⇄吐く
[5回リピート]

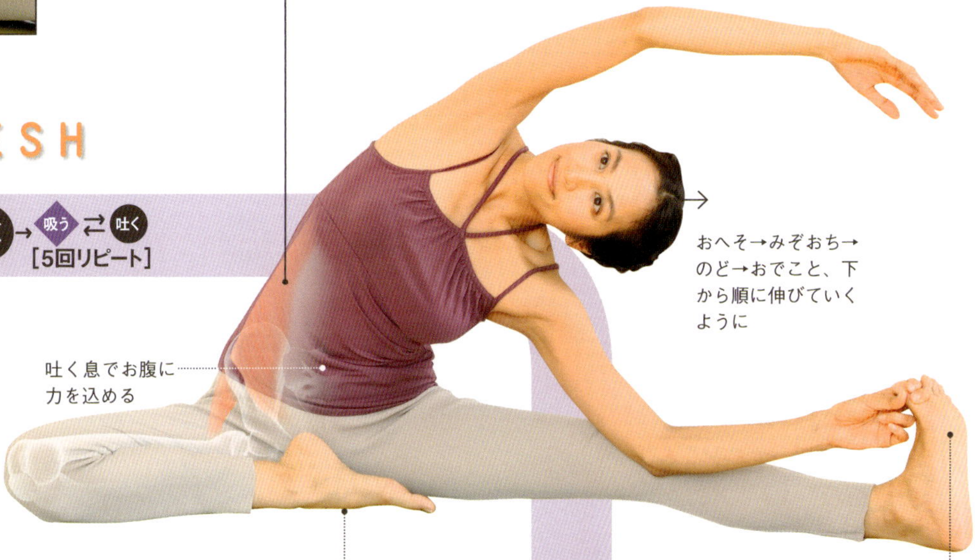
おへそ→みぞおち→のど→おでこと、下から順に伸びていくように
吐く息でお腹に力を込める
お尻は床につけたまま
つま先を体に向けて足裏を伸ばす

上半身を横に倒す

息を吐きながらお腹に力を込め、上半身を左側に倒します。左手で左足の親指をつかみ、右手は自然に左側へ伸ばします。そのまま呼吸をくり返しましょう。

反対側も同様に

つなぎのポーズ

正座になり、腕を伸ばしておでこを床につけます。上半身を休めて余韻を味わって。

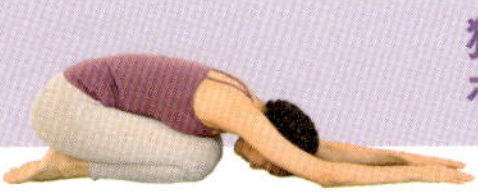

猫のポーズCへ

4 コリ固まった肩をほぐす

猫のポーズC

DVD

効果

リラックスに
肩コリ解消／背中のコリ解消／首のコリ解消

［そのほかのメリット］
頭痛解消／背骨の矯正

IMAGE

腕がにょきにょきと伸びるイメージで

床につけた手を遠くへ伸ばすのが、肩まわりに効かせるコツ。腕が伸びていくようなイメージで行いましょう。

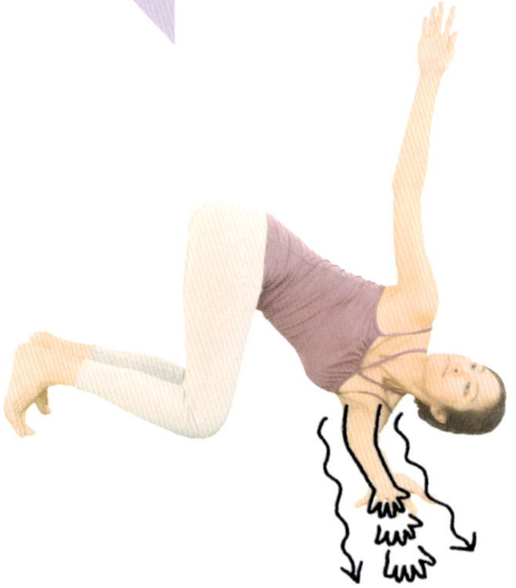

上半身をねじって肩や背中のコリを解消

肩を床につけて上半身をねじり、肩から背中にかけて伸ばすポーズです。悪い姿勢や長時間のデスクワークなどで、疲れがたまったり血流が滞ったりしがちな肩周辺をほぐすことで血流がアップし、肩まわりのコリが解消。首の血流もよくなるので、緊張性頭痛の解消にもつながります。

1 吸う

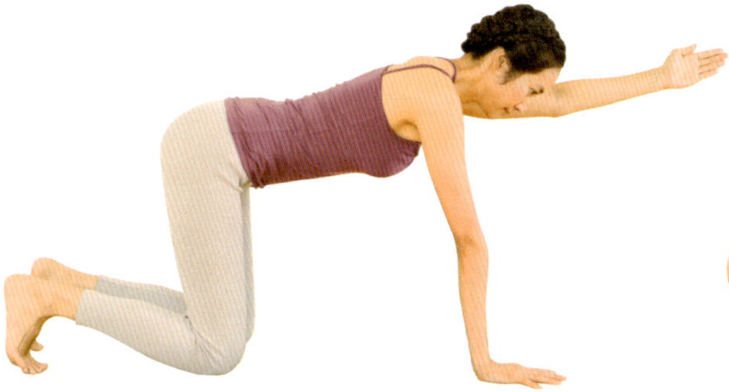

よつんばいの体勢から片手をあげる

よつんばいになり、息を吸いながら左手をまっすぐ前にあげます。

2 吐く

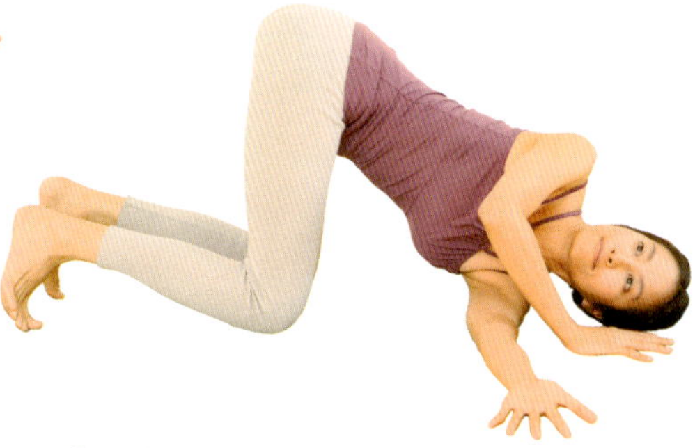

あげた手を体の下に差し込む

息を吐きながら、左手を体の右側に差し込みます。手のひらを上に向け、手の甲から肩までを床につけて。右の手のひらは床について体を支えます。

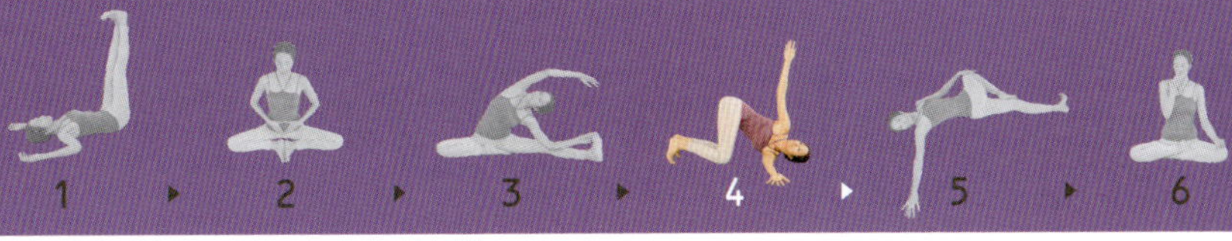
1
2
3
4
5
6

NG

お尻が回ると
ねじりが弱くなる

上半身といっしょにお尻（骨盤）が回転すると、上半身のねじりが弱まり、肩から背中が効果的に伸びません。

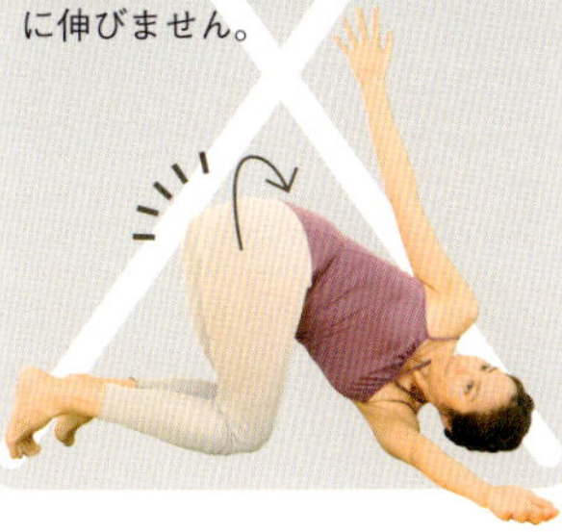

EASY

片手をあげなければラク

片手をあげるとつらい人は、手はあげずに、2でストップ。そのまま気もちよく呼吸をくり返しましょう。

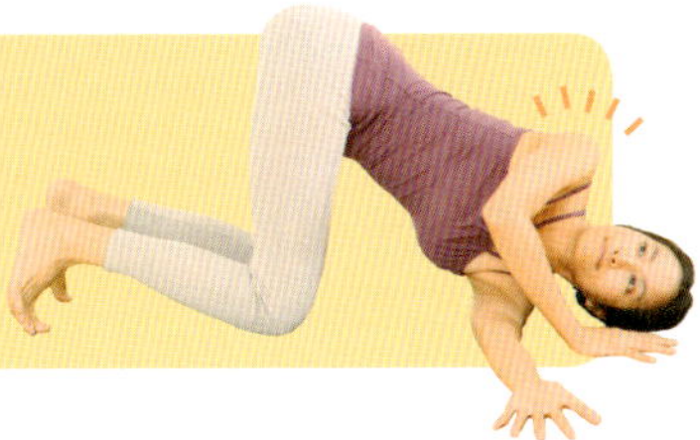

ココを意識!

肩から背中が伸びてほぐれる

床につけた肩を固定した状態で、上半身をねじることで、肩から背中にかけてつく僧帽筋《そうぼうきん》が伸びます。肩で床を押しながら、下の手を遠くへ伸ばすほど刺激がアップ。気もちよい強さで行いましょう。

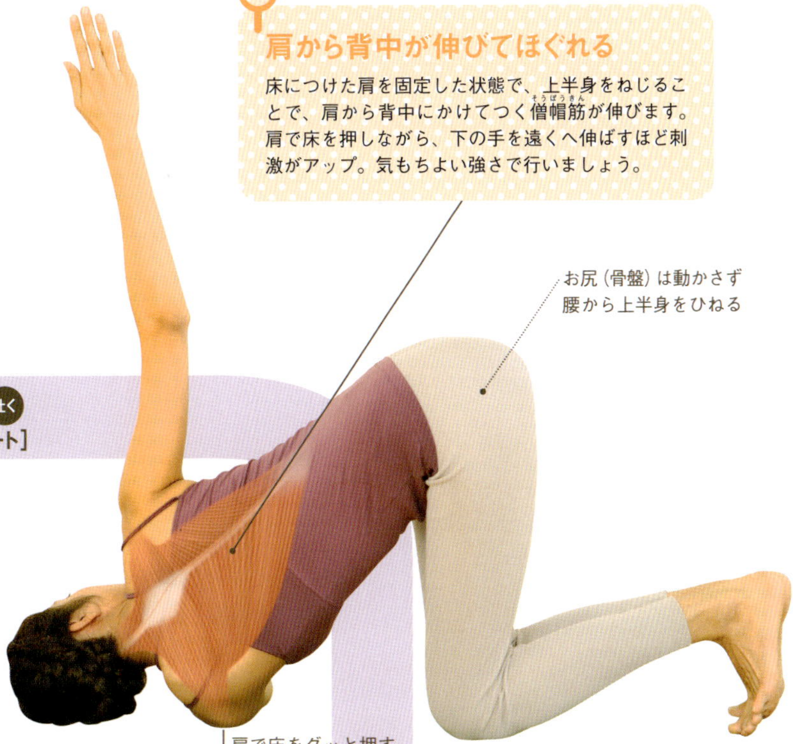
お尻（骨盤）は動かさず
腰から上半身をひねる
肩で床をグッと押す

FINISH

3

吸う → 吐く → 吸う ⇄ 吐く
[5回リピート]

FRONT

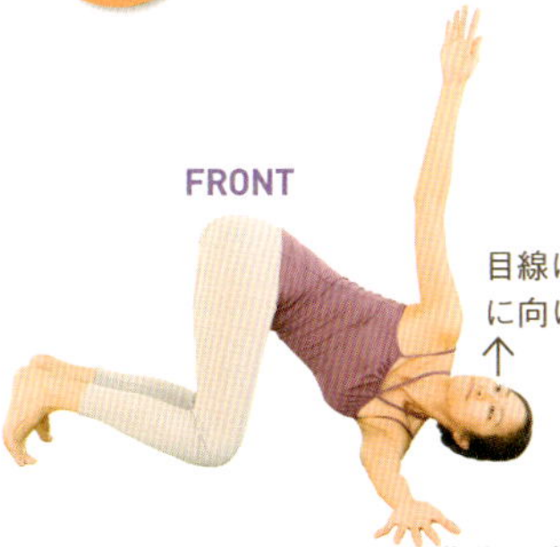
目線は指先
に向ける
指先を遠くへ伸ばす

手をまっすぐ上にあげる

息を吸いながら、右手をまっすぐ天井のほうへあげきったら息を吐きます。そのまま呼吸をくり返して。

つなぎのポーズ

仰向けになってひざを抱え、ぐるぐると回します。ねじった上半身をマッサージしましょう。

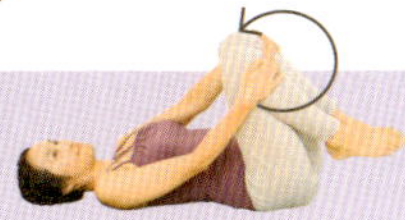

仰向けの魚の王のポーズへ

5 消耗した体にエネルギーチャージ

仰向けの魚の王のポーズ

注意
⃠ 椎間板ヘルニアがある人は行わないこと

効果	リラックスに 精神的なリラックス／肩コリ解消／ヒップのコリ解消
	[そのほかのメリット] 腰痛の解消／背骨の矯正／便秘解消

IMAGE

**エネルギーが
充電されるイメージで**

背中から腰にかけてねじれた部分に、熱が集まる様子をイメージしながら行いましょう。

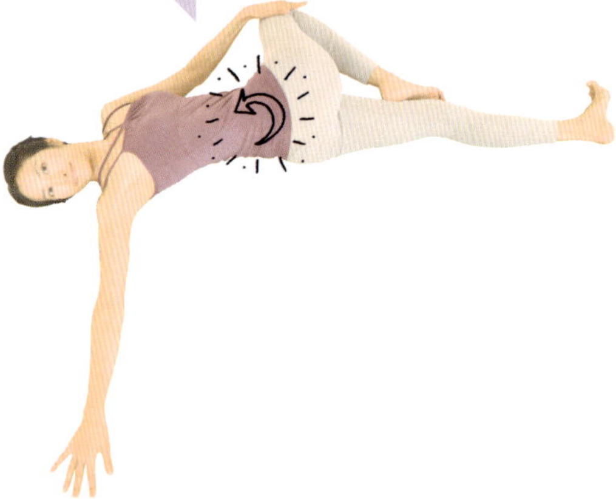

背骨をねじって全身のバランスアップ

上半身と下半身をそれぞれ逆の方向にねじるポーズ。とくに、体のさまざまな機能をつかさどる背骨（脊柱《せきちゅう》）をしっかりねじることで、全身のバランスが整います。昼間、酷使したところや逆に使わなかったところなど崩れた体のバランスを調整すると、神経が落ち着きリラックスできます。

1 吸う

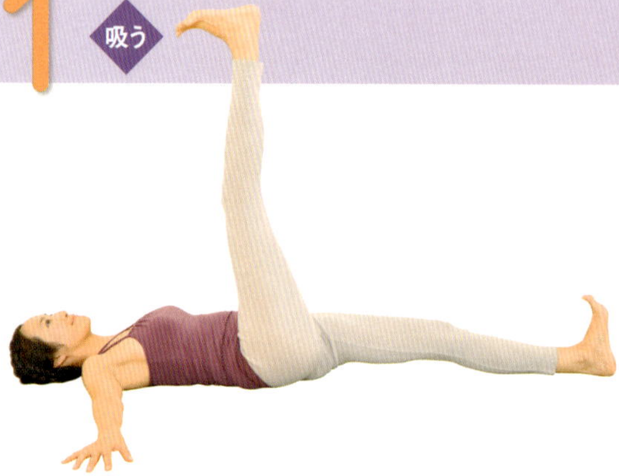

仰向けの体勢で片脚をあげる

寝転んで腕を左右に広げ、息を吸いながら右脚を天井のほうへあげます。

2 吐く

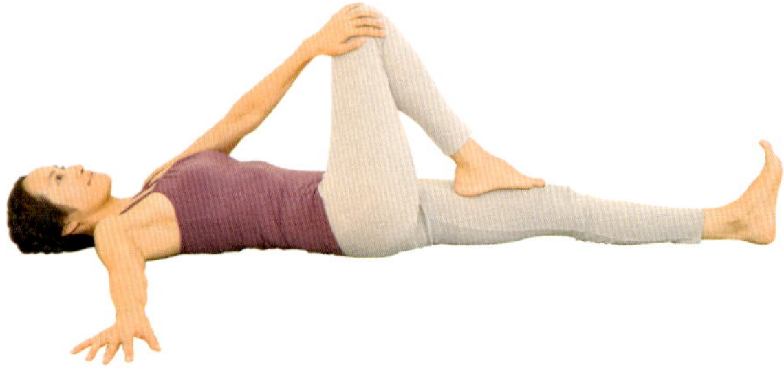

片ひざを立てて片手をそえる

息を吐きながら右ひざを立て、右足を左ひざにのせます。右ひざの外側に左手を軽くそえましょう。

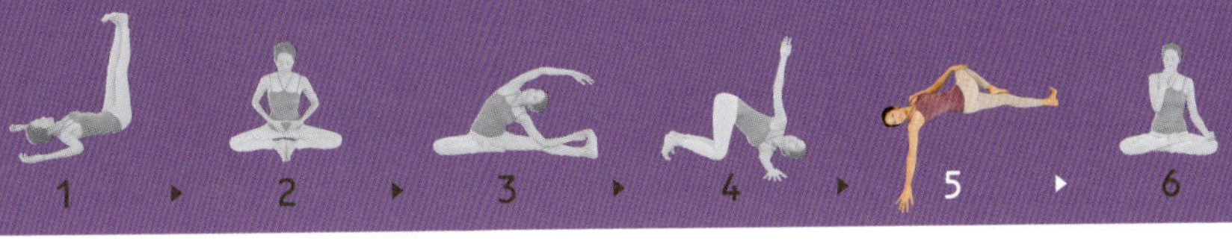
1
2
3
4
5
6

NG

肩が床から浮くと背中まわりが伸びない

顔を向けた側の肩が、ねじった上半身につられて床から離れてしまうと、背骨まわりが効果的に伸びません。

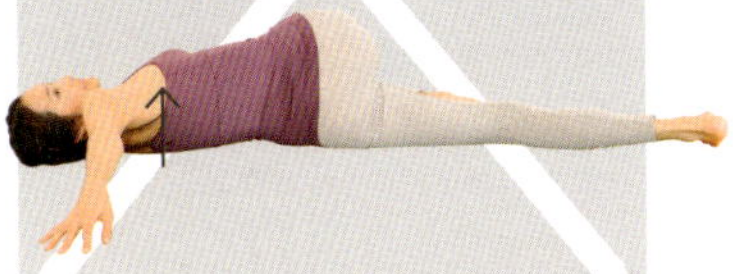

EASY

両脚を曲げるとラク

両ひざをそろえて倒すと、上半身をねじる力が弱まり、ラクに行えます。ただし、顔を向けた側の肩はしっかり床につけて。

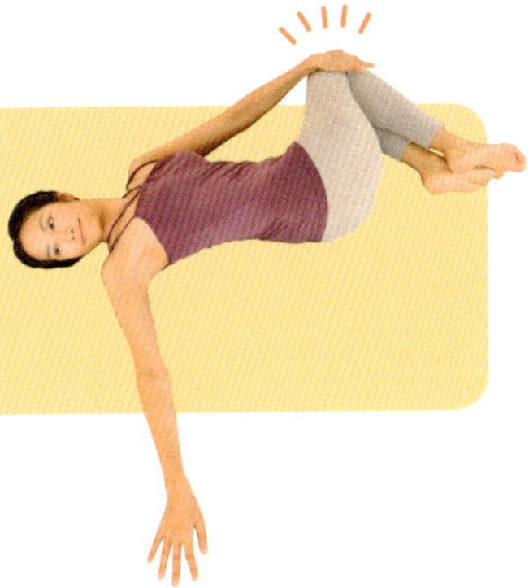

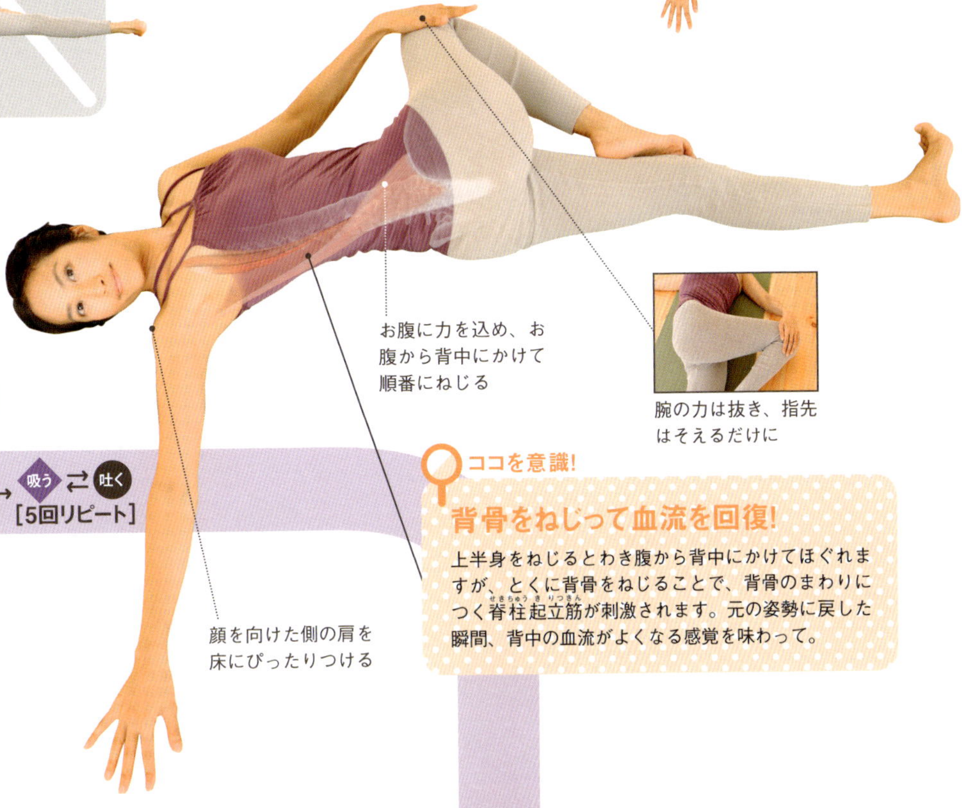
お腹に力を込め、お腹から背中にかけて順番にねじる
顔を向けた側の肩を床にぴったりつける

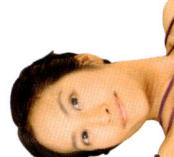

腕の力は抜き、指先はそえるだけに

FINISH

3　吸う → 吐く → 吸う ⇄ 吐く [5回リピート]

ココを意識!

背骨をねじって血流を回復!

上半身をねじるとわき腹から背中にかけてほぐれますが、とくに背骨をねじることで、背骨のまわりにつく脊《せき》柱《ちゅう》起《き》立《りつ》筋《きん》が刺激されます。元の姿勢に戻した瞬間、背中の血流がよくなる感覚を味わって。

ひざを倒して上半身をねじる

息を吸いながら右ひざを左側に倒し、吐きながらおへそから上半身をねじり、最後に顔を右側に向けます。そのまま呼吸をくり返しましょう。

反対側も同様に

つなぎのポーズ

仰向けになり、手脚を軽く開いて数呼吸。血行がよくなる様子を感じながら、ねじった背中を休めましょう。

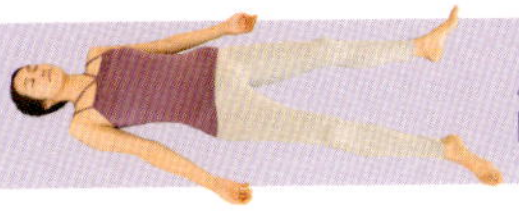

片鼻式呼吸へ

6 心身のバランスを整える

片鼻式呼吸

DVD

効果

リラックスに

ストレス解消／脳のリラックス／精神の安定

［そのほかのメリット］
花粉症の予防／頭脳が明晰《めいせき》に／自律神経を調整

片鼻ずつ交互に呼吸し 心と体を安定させる

左右の鼻の穴を交互に押さえて、呼吸を切り替えることで､心身のバランスを整える呼吸法です。ヨガでは、体の右側は「太陽のエネルギー」と呼ばれ「陽」の性質をもち、左側は「月のエネルギー」と呼ばれ「陰」の性質をもつと言われています。左右のバランスとともに、心と体のバランスも整えましょう。

IMAGE

太陽と月を 思い浮かべながら

右鼻から呼吸するときは明るく暖かな太陽を、左鼻から呼吸するときは神秘的な月をイメージして。

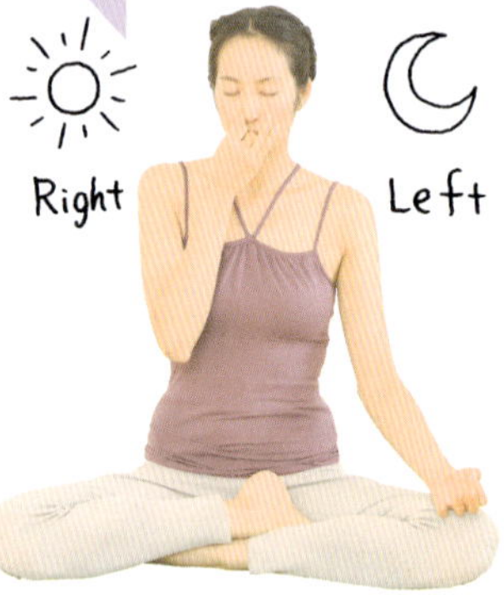
Right
Left

FINISH

1 ［自然に呼吸］

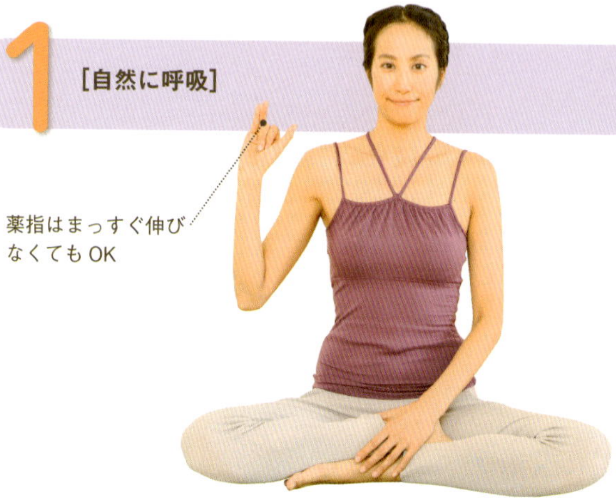
薬指はまっすぐ伸びなくてもOK

座って手の形をつくる

基本の座り姿勢（P.22）で、体のよぶんな力を抜きましょう。右手のひとさし指と中指を折り曲げます。

2

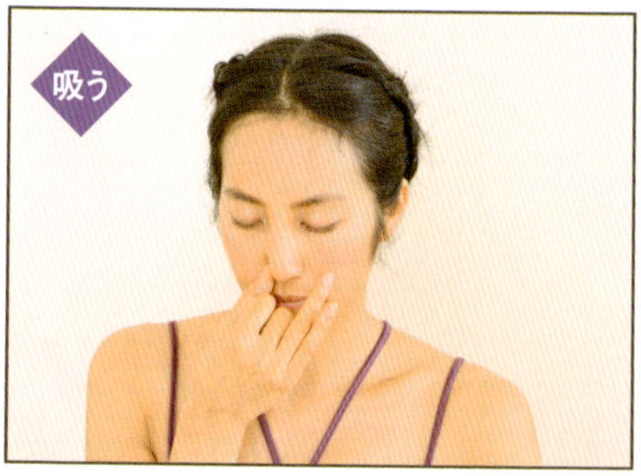
吸う

片鼻から吸う

親指で右の鼻の穴を閉じ、左の鼻の穴からゆっくり息を吸います。

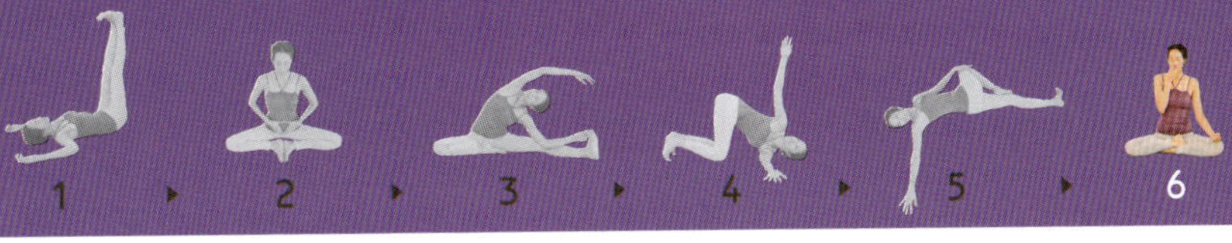
1
2
3
4
5
6

NG

よけいな力が入ると深く呼吸できない

お腹や顔などによぶんな力が入ると、気もちよく息ができません。みけんにシワが寄るなど、無意識に顔に力が入る人が多いので注意。

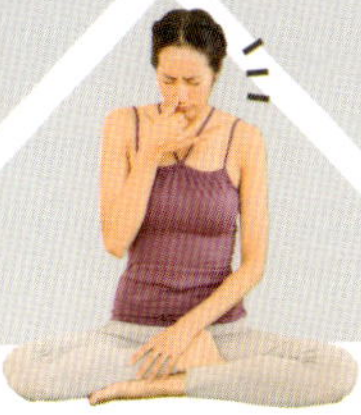

EASY

もう一方の手であげた腕を支えるとラク

腕をあげたままにしているのがつらい人は、手でひじを支えるとラク。インドには、この呼吸法を長時間行うための、専用のひじ置きもあります。

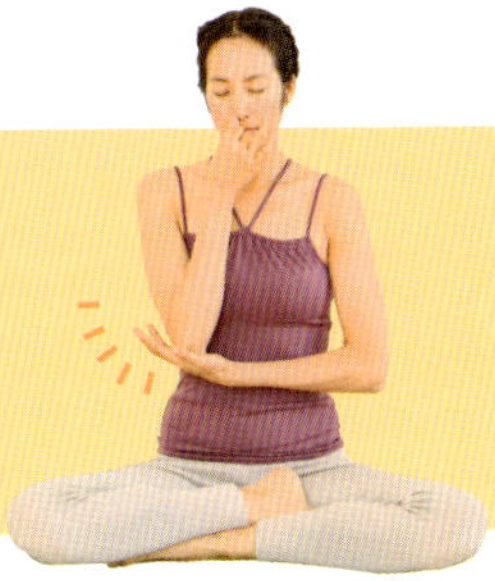

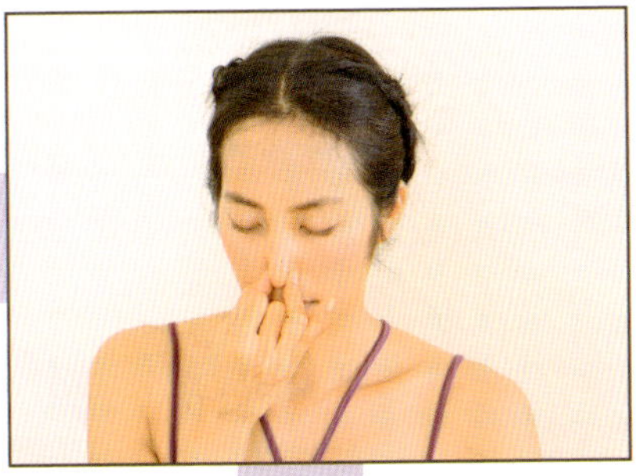

両鼻を軽く押さえる

薬指で左の鼻の穴も軽く閉じます。

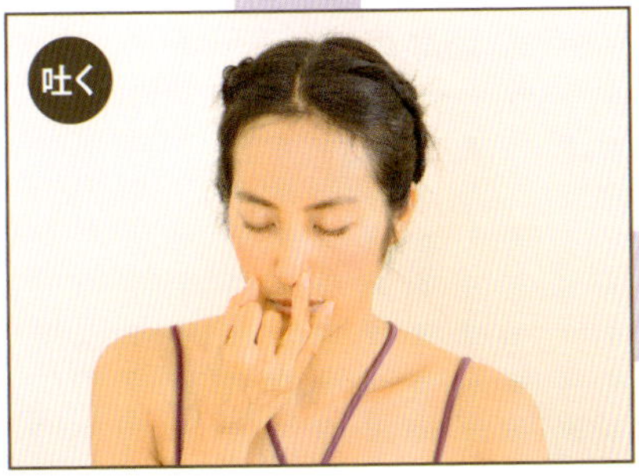
吐く

反対の鼻から吐く

親指を離して、右の鼻の穴からゆっくり息を吐きます。

▶ 2 に戻り、反対側も同様に。これを3～5回くり返す

ココを意識!

横隔膜の上下運動をスムーズに

腹式呼吸は横隔膜《おうかくまく》の働きによって行われます。横隔膜は胃の上のあたりにある膜状の筋肉で、息を吸うと位置が下がり、吐くとあがります。呼吸をくり返すごとにスムーズに動くよう、意識してみましょう。

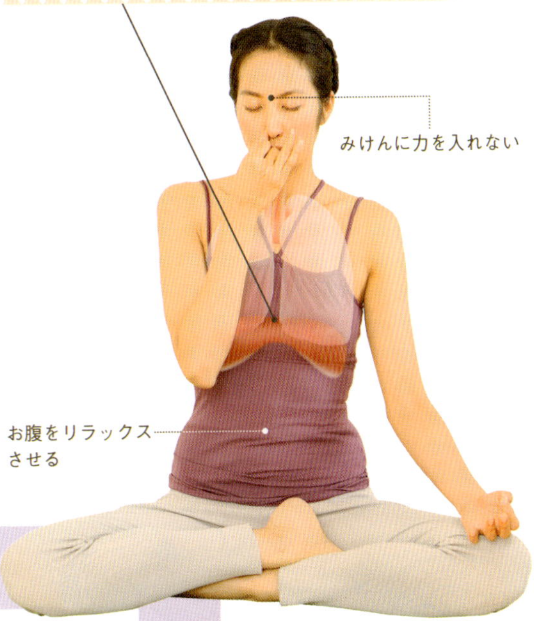
みけんに力を入れない
お腹をリラックスさせる

クールダウン

仰向けになって手脚を軽く開き、アイピローがあれば目の上にのせてリラックスしましょう。

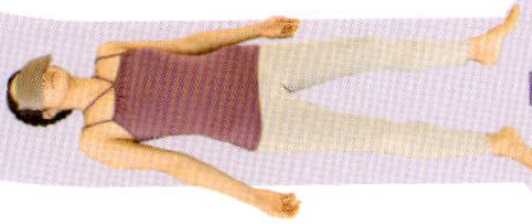

FINISH

Yoga Column 6

アフターヨガは「瞑想」で自分の心を見つめよう！

「ストレスがたまりぎみ」「なんとなくイライラする……」などというときに、おすすめしたいのが瞑想《めいそう》です。

瞑想と聞くと難しそうなイメージを抱く人もいるかもしれませんが、そんなことはありません。右ページで紹介するシンプルな瞑想法を、本書で紹介しているヨガとセットで行えば、初心者でも気軽に取り組めて、心のざわつきを鎮《しず》める効果も期待できます。

肝心なのは「ヨガとセットで」という点。いきなり瞑想を始めるのは難しくても、ヨガを行った直後なら、雑念がない「無」の状態に近く、瞑想状態に近づきやすいのです。

そもそも瞑想で得られるのは、どんな状態なのでしょうか？　瞑想状態を言葉で表すのは容易ではありませんし、ヨガの習熟度によっても得られる感覚にはさまざまな段階があります。しいて言えば「生まれたころにだれもがもっていたはずの、無垢《むく》な心の状態に近づく」といった感覚でしょうか。

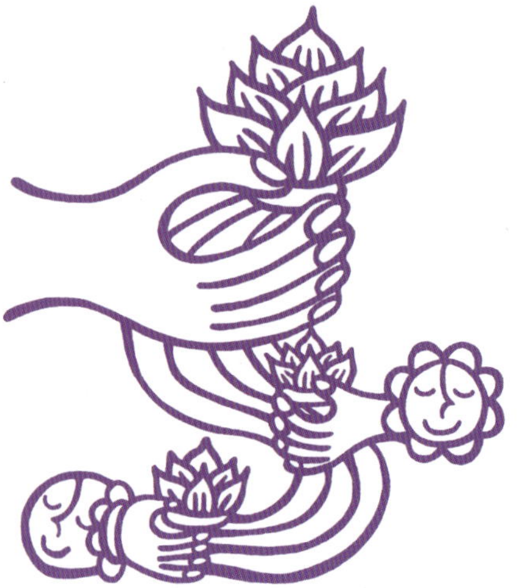

人はみな、心理的に満ち足りた完全な状態で生まれてきます。けれど成長するにつれ、社会的な価値観や自己疑心などが加わり、心に厚い殻がおおっていきます。もちろんそれは、大人になる過程で社会と折り合いをつけるために必要なことですが、あまりに心の殻が厚くなると、本来の自分が見えにくくなってしまいます。その結果、願望とは違うことを重ねてしまい人生の充実感が薄くなったり、他者目線を意識しすぎて生きているシンプルな喜びが味わえなくなったりしてしまうことに。

ヨガを行うと、本来の自分がもつ潜在的な意識と、厚い殻で固められた現在の意識との境界がゆるみます。いつもより心の殻が薄くなっている状態と考えると、イメージしやすいかもしれません。その状態で瞑想を行い、心の状態をじっと見つめてみると、本来の自分が見えてくるのです。

赤ちゃんでもアイドルでも、人にたくさん見られるとよく育ちます。同じように、心も瞑想を通してよく見てあげると喜ぶのです。ゆったり過ごす時間がとれない忙しい人こそ、１日に５分でも「一時停止」のボタンを押して、いまの自分の心を知るために瞑想の時間をもってみてはいかがでしょうか？

〈おすすめの瞑想法〉

はじめてでも取り組みやすい３つの瞑想法を紹介。プログラムの直後が最適です。

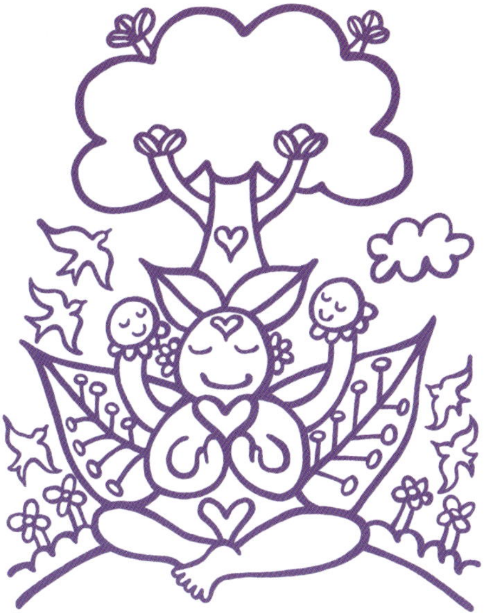

瞑想1　シンプルな瞑想法

シンプルに呼吸をくり返しながら行う、オーソドックスな瞑想の方法。吸う息で心身を浄化させて元気づけるようなよいエネルギーを取り込み、吐く息で体内の悪いものを吐き出すイメージで行います。

瞑想2　普遍のシンボル瞑想

木や山、川、滝、海など、自然界でいつも変わらず存在するシンボル的なモチーフをひとつ選び、そのイメージを思い浮かべながら行う瞑想法。選んだモチーフの普遍的な性質が引き出され、体にポジティブなエネルギーが満ちていきます。

たとえば木なら、自分の体をどっしりした大木に見立て、吸う息で根から大地の栄養を吸いあげ、吐く息で地面に根を広げていくイメージを抱きましょう。

瞑想3　数息観《すそくかん》

息の数をカウントしながら行う瞑想法です。ゆっくりと呼吸をくり返しながら、吸うときに「ひとつ」、吐くときにまた「ひとつ」、次に吸うときに「ふたつ」……とカウント。「とう」と、10まで数えたら、また１に戻って続けます。

できるだけ呼吸に意識を向けますが、はじめのうちは途中でほかのことを考えがち。意識がそれたことに気づいたら、数えている途中でもまた１に戻って、最初からカウントしなおしましょう。もちろん、「10」まで数えることがこの瞑想の目的ではありません。呼吸を道具として用いることで、「いまこの瞬間の自分」と完全にひとつになることをめざすための手段なのです。

姿勢と呼吸について

瞑想を行う際は、基本の座り方（P.22）がおすすめですが、正座でも椅子に座ってもかまいません。自分がくつろげる体勢で行いましょう。

ただし、呼吸を気もちよく続けられるよう、背すじを正して。呼吸は鼻から吸って鼻から吐く基本の呼吸（P.21）を行って。目を軽く閉じると、集中しやすくなります。

Epilogue

本書のヨガを試してみて、いかがでしたか？　体がやわらかくなる、やせる、ストレスが解消されるなど、いろいろな効用がうたわれているヨガですが、実際にどのような変化が現れるかは、人それぞれ違います。そしてそのどれもが、意味のあることなのです。

がんばらなくては自分には価値がない、愛してもらえない――。そんな世界観を、幼少のときから与えられてきた私たちは、受験勉強をがんばり、ダイエットをがんばり、仕事をがんばり……と、いつも「がんばる」ことばかりを続けてきました。

社会性を身につけ、子どもから大人へと成長する過程で、たしかにこの方法は有効だったかもしれません。もちろん仕事や勉強の効率をあげるために、ときにはがんばりが必要なこともあるでしょう。

けれど大人である私たちは、基本的に自由な存在です。だれかになにかを証明しようとして、がんばらなくても大丈夫。とくに、ヨガをするときは、です。

基本的に生命は、生きているあいだも、その後も、永遠に「自分より大きいなにか」に支えられているというのが、私が学ぶヨガの流派の哲学です。また、ヨガには「調和」、言い換えると「仲良くする」という意味合いもあります。

お部屋のそうじをすると居心地がよくなるように、手間をかけただけ植物が元気に育つように、世界を体験する土台となる自分自身（体、心、魂）と親しく交わりながら、がんばりすぎず、ヨガを楽しむためにどうぞ本書を役立ててくださいね。

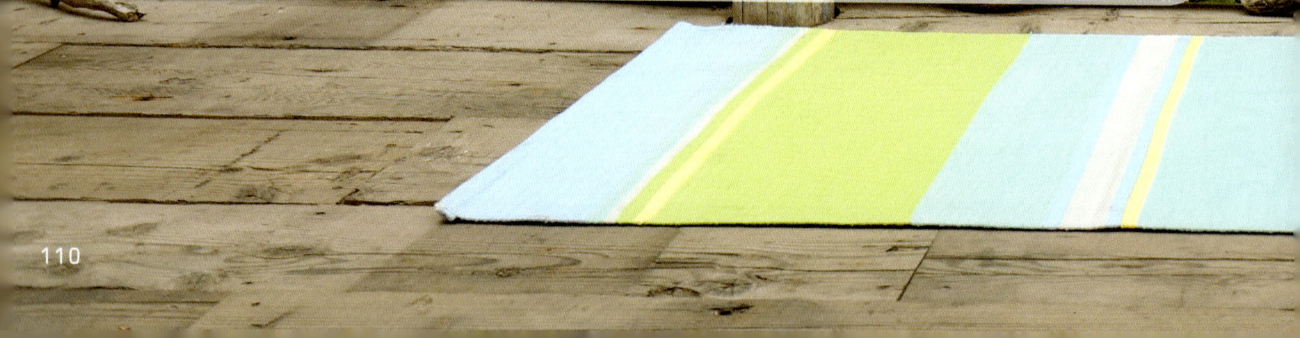

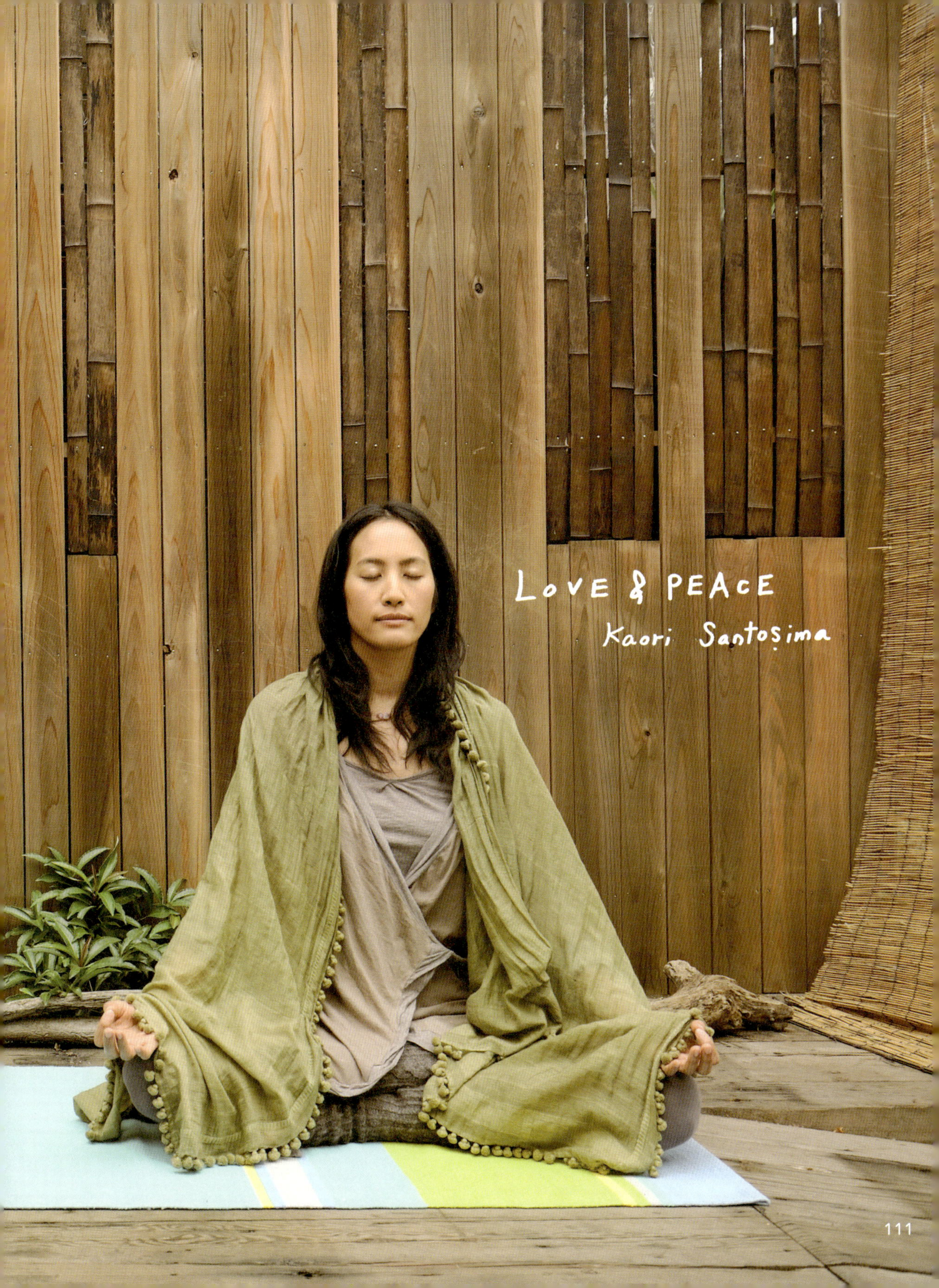
LOVE & PEACE
Kaori Santoṣima

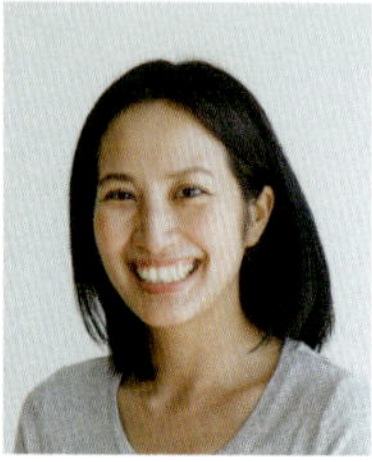

著者

サントーシマ香　サントーシマ かおり

ニューヨーク生まれ。慶応義塾大学卒。全米ヨガアライアンス認定ヨガ講師（E-RYT200）。モデルや女優の仕事をしていた学生時代に出合ったヨガの、心身の健康を取り戻す力に感動し、2002年に渡米。サンフランシスコを拠点にヨガを学び、現地のスタジオで教え始める。帰国後は、東京を拠点としたワークショップを中心に「わかりやすく楽しく」をテーマとしたヨガを伝えている。二児の母。

www.santosima.com

カラダが変わる

たのしい おうちヨガ・プログラム

著　者　サントーシマ香

発行者　清水美成

発行所　**株式会社 高橋書店**

〒170-6014 東京都豊島区東池袋3-1-1 サンシャイン60 14階

電話　03-5957-7103

ISBN978-4-471-03244-9　©TAKAHASHI SHOTEN　Printed in Japan

本書の内容についてのご質問は「書名、質問事項（ページ、内容）、お客様のご連絡先」を明記のうえ、郵送、FAX、ホームページお問い合わせフォームから小社へお送りください。
回答にはお時間をいただく場合がございます。また、電話によるお問い合わせ、本書の内容を超えたご質問にはお答えできませんので、ご了承ください。本書に関する正誤等の情報は、小社ホームページもご参照ください。

【内容についての問い合わせ先】

書　面　〒170-6014 東京都豊島区東池袋3-1-1 サンシャイン60 14階　高橋書店編集部

F A X　03-5957-7079

メール　小社ホームページお問い合わせフォームから　（https://www.takahashishoten.co.jp/）

【不良品についての問い合わせ先】

ページの順序間違い・抜けなど物理的欠陥がございましたら、電話03-5957-7076へお問い合わせください。
ただし、古書店等で購入・入手された商品の交換には一切応じられません。

※図書館の方へ　付属ディスクの貸出しは不可とし、視聴は館内に限らせていただいております。